Mon livre de
MAQUILLAGE

Un livre avec 50 visages à colorier

©Digitane Media 2020
Code ISBN : 9798550454305

Cet ouvrage est protégé par le droit d'auteur. Tous les droits ainsi que la traduction,
la réimpression, la reproduction de l'ouvrage ou de parties de celui-ci sont interdite et protégées.
Cet ouvrage ou des parties de celui-ci ne peuvent être réimprimé, reproduite ou diffusée sans autorisation écrite.

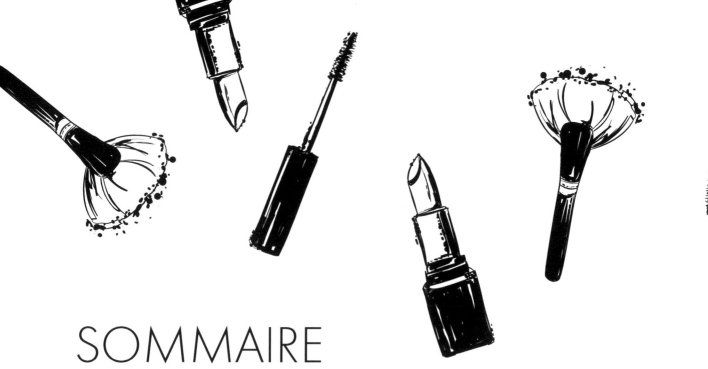

SOMMAIRE

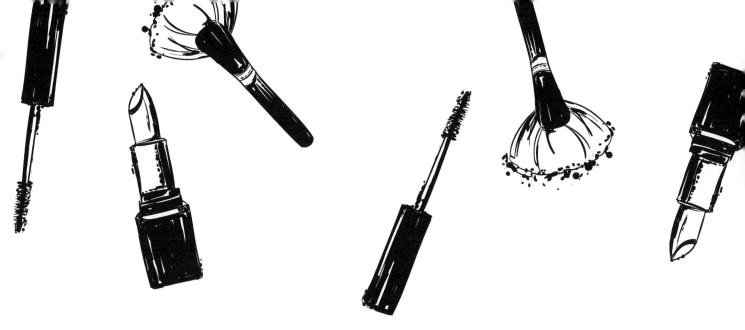

SOMMAIRE

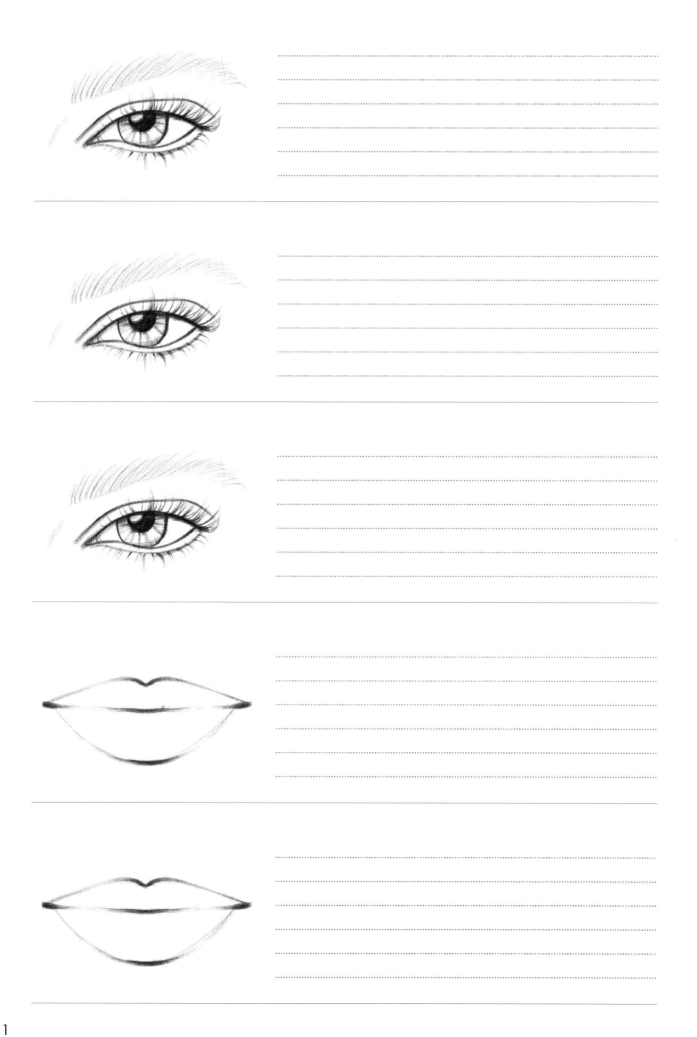

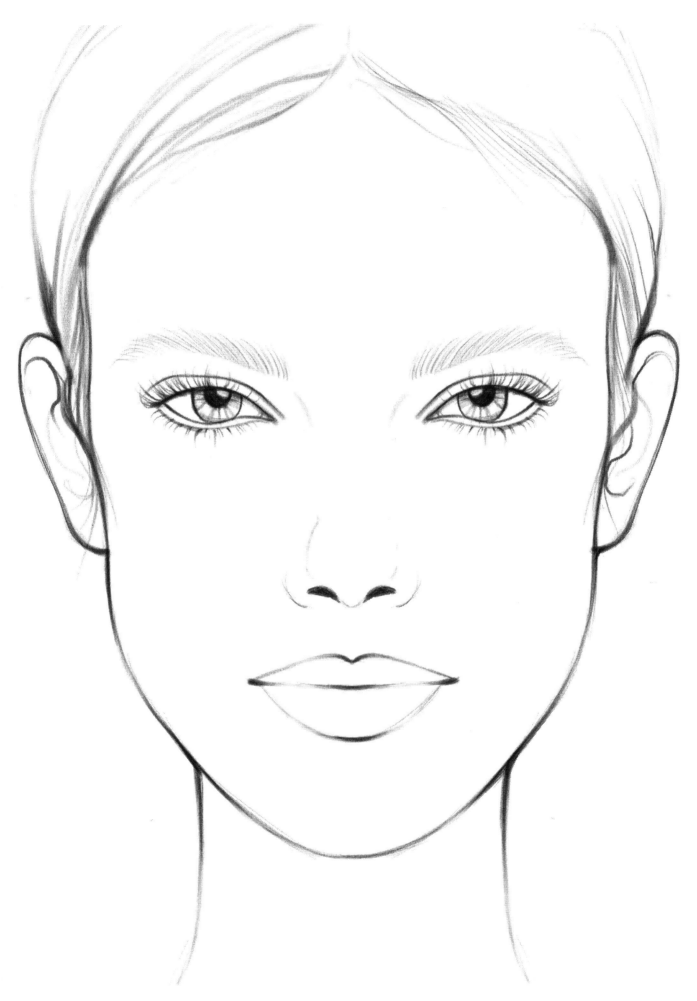

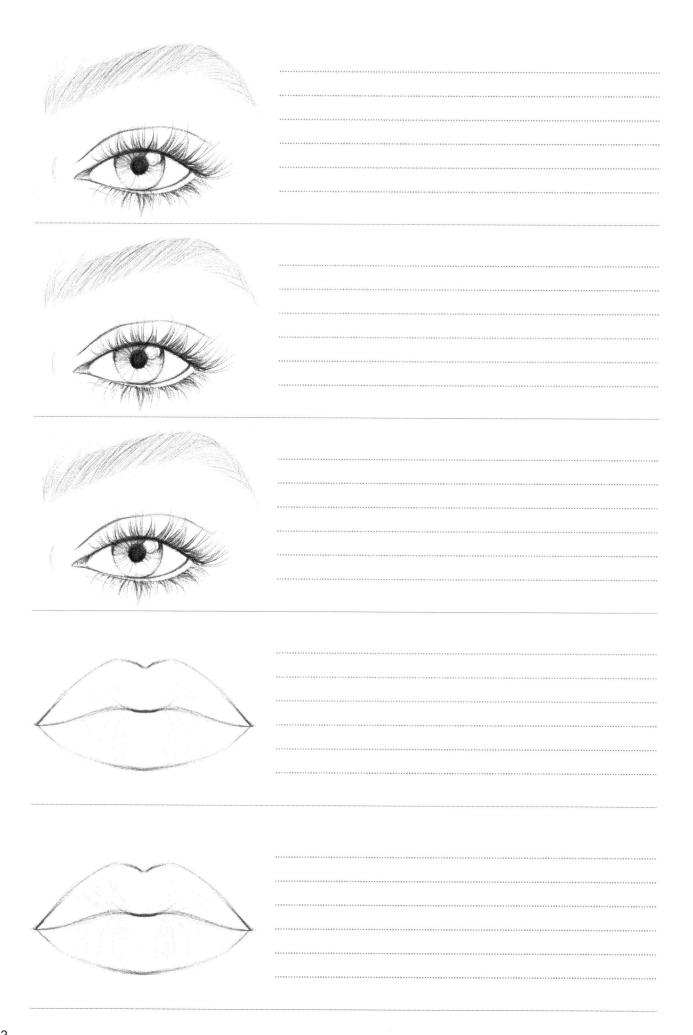

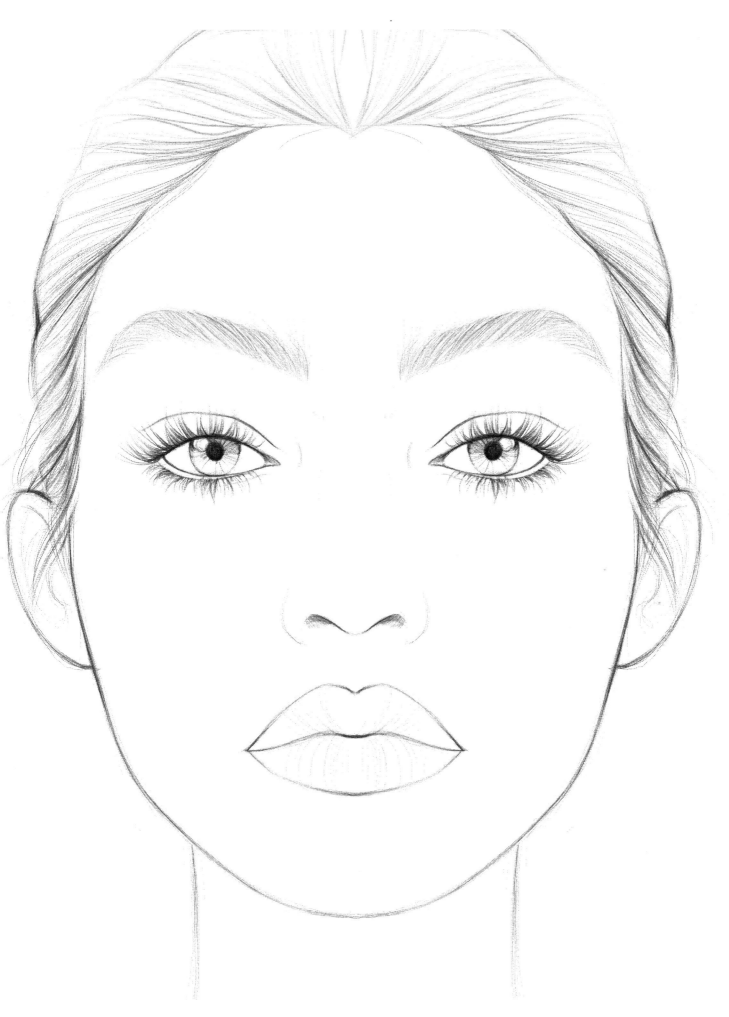

4

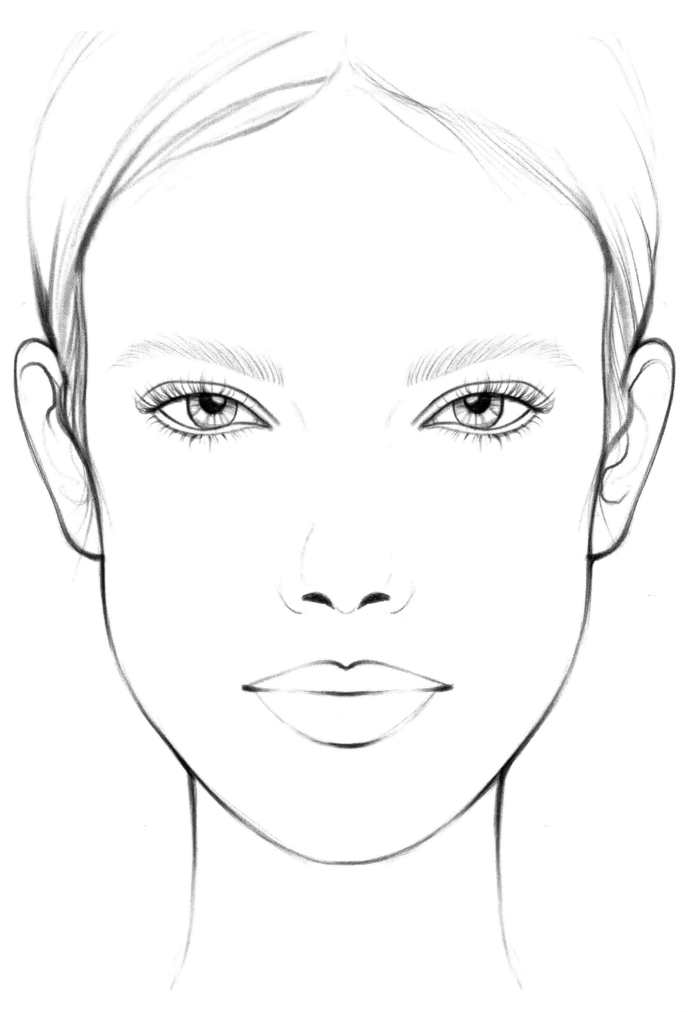

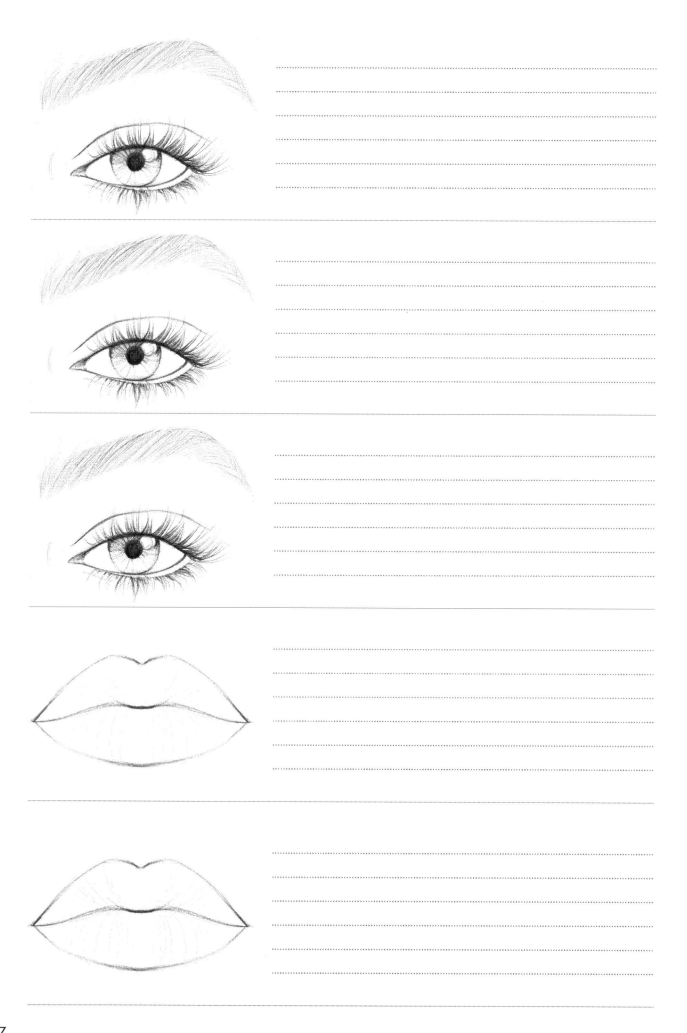

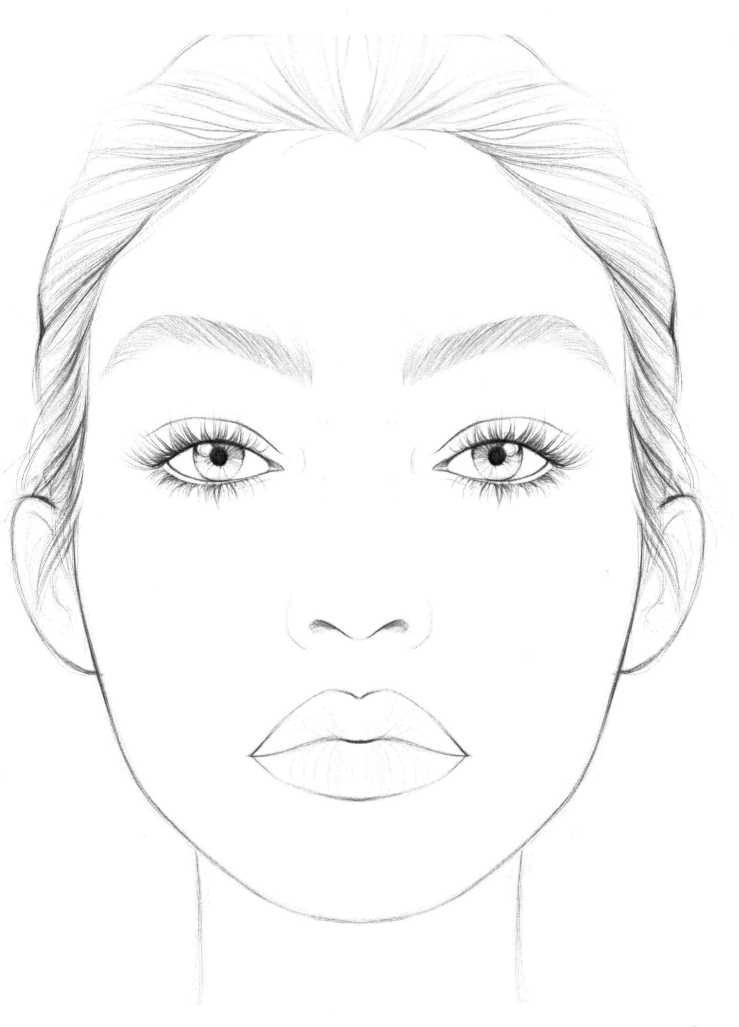

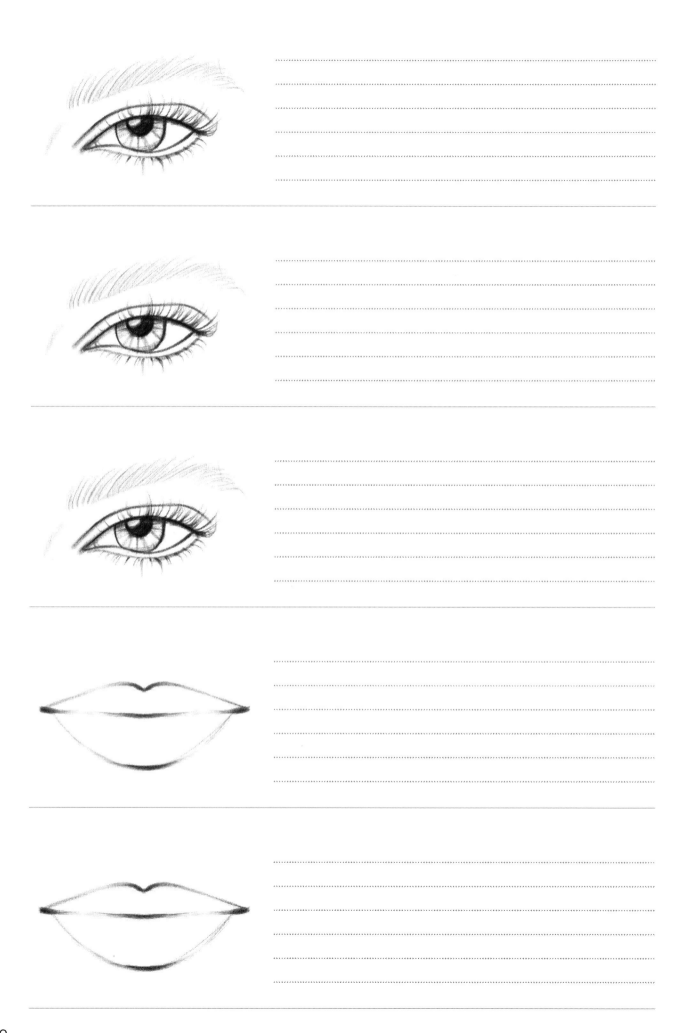

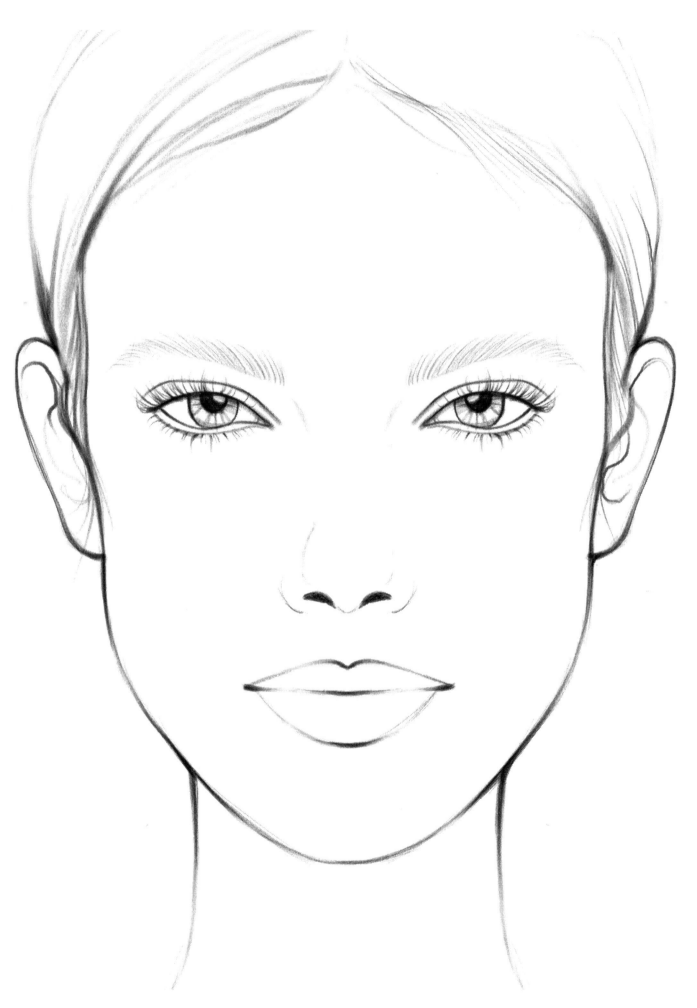

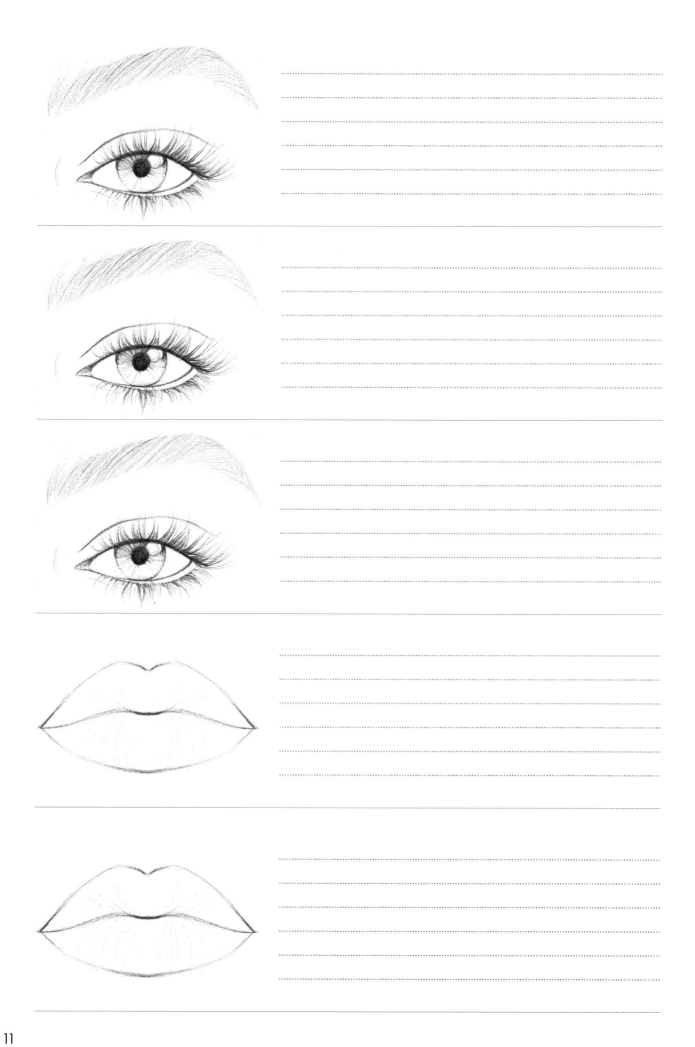

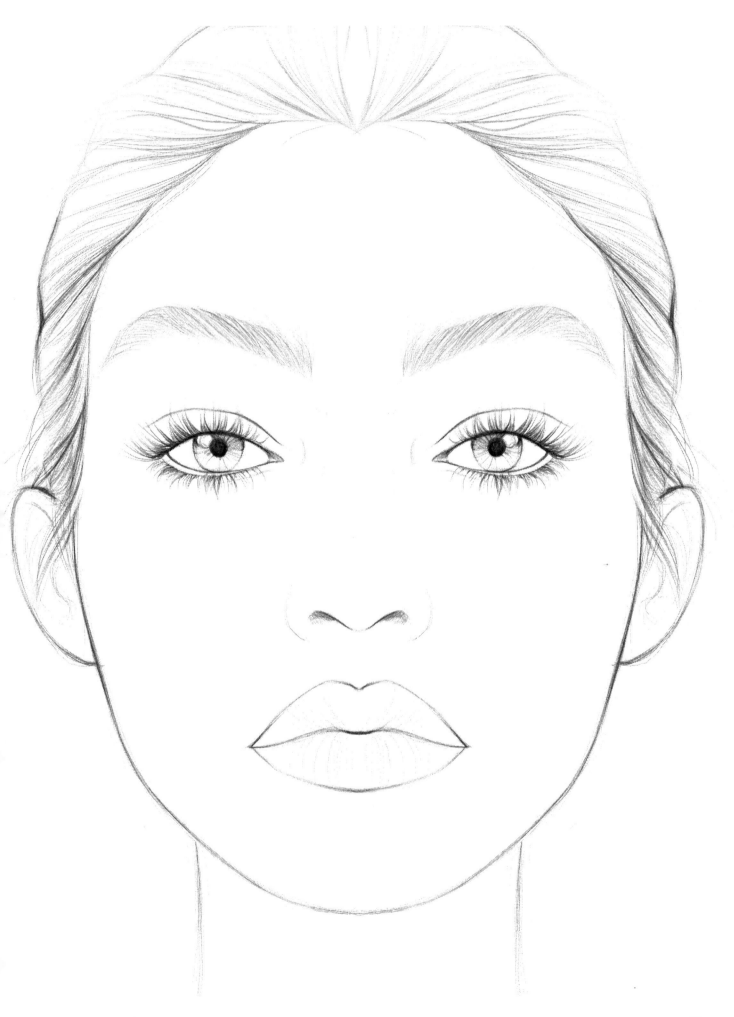

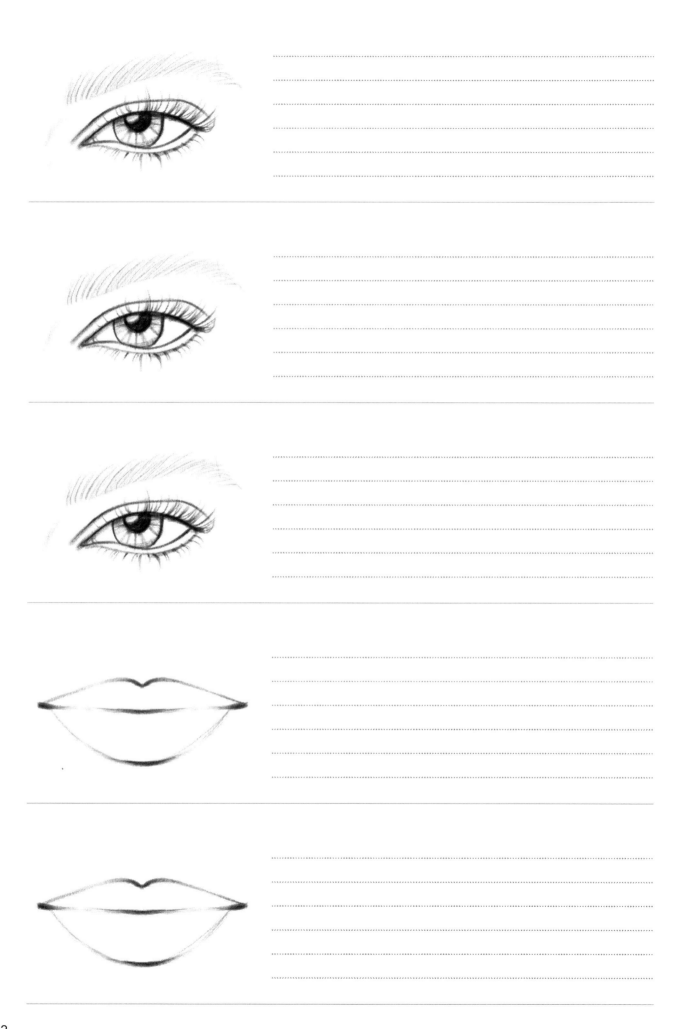

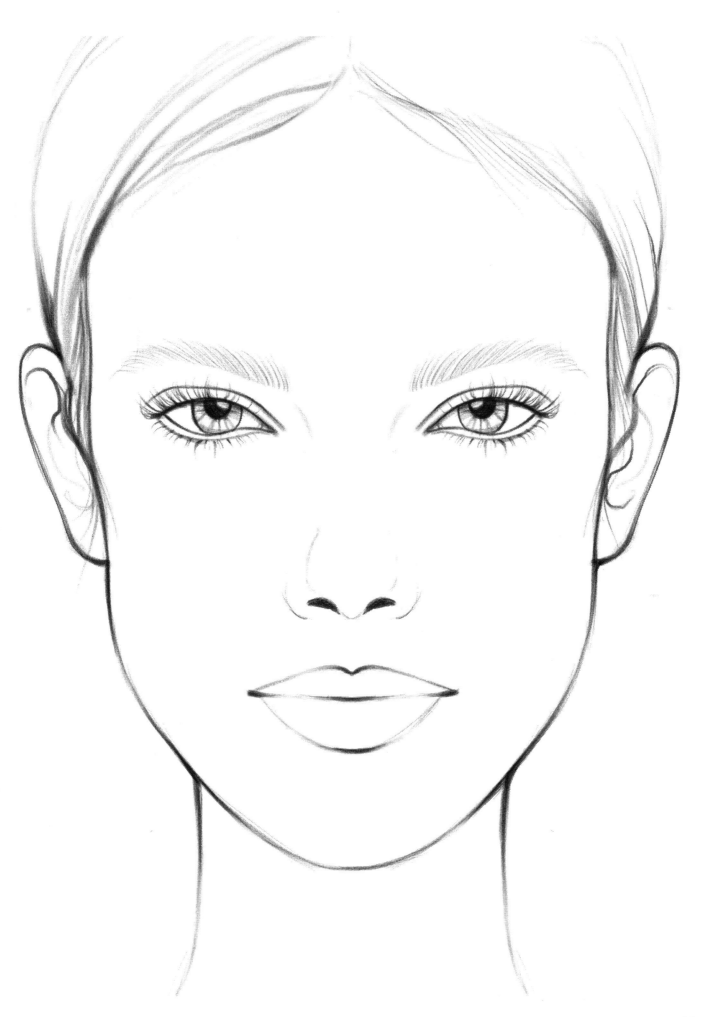

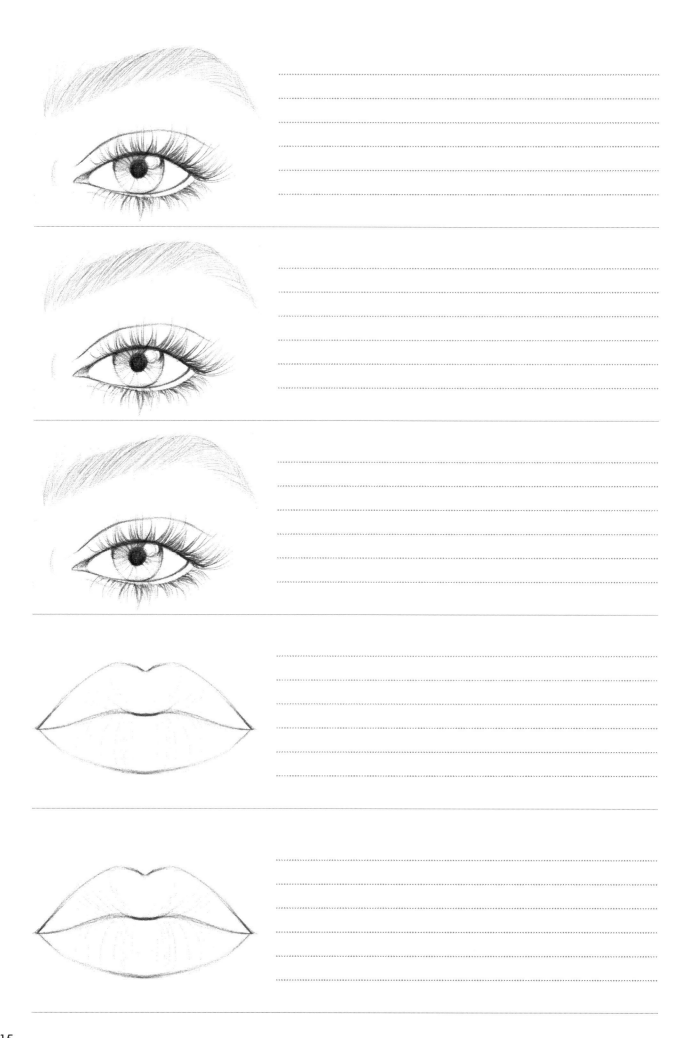

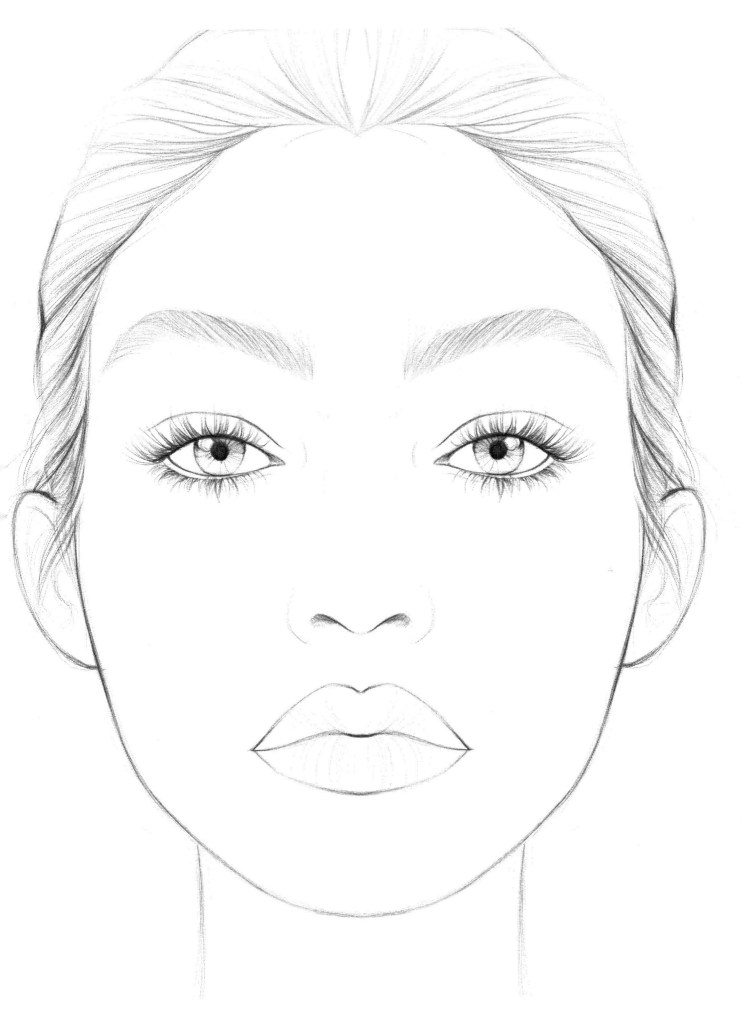

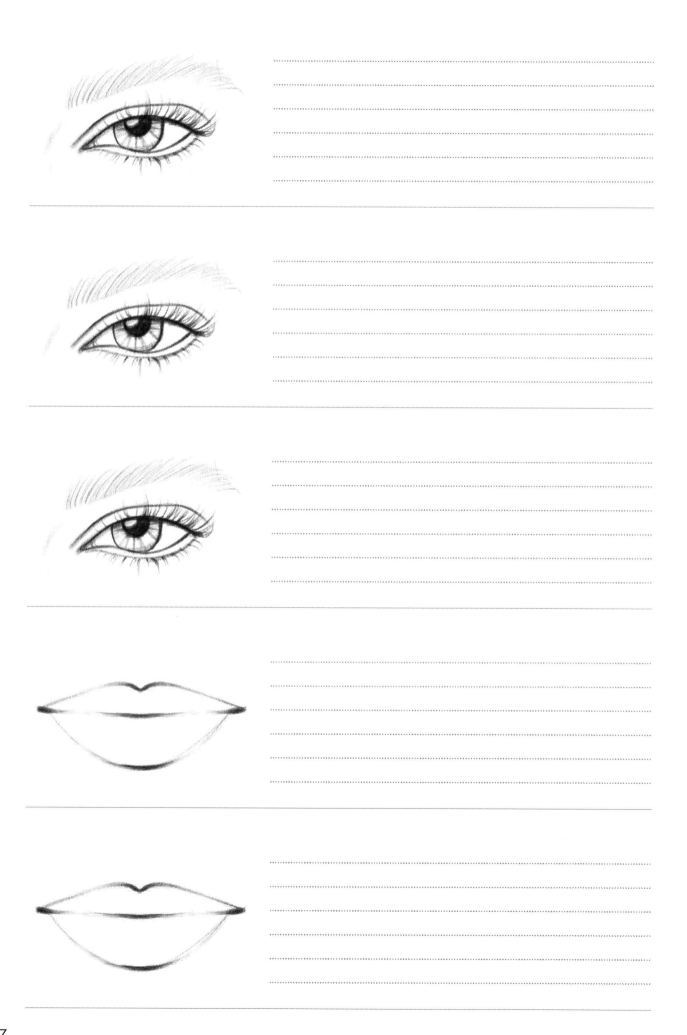

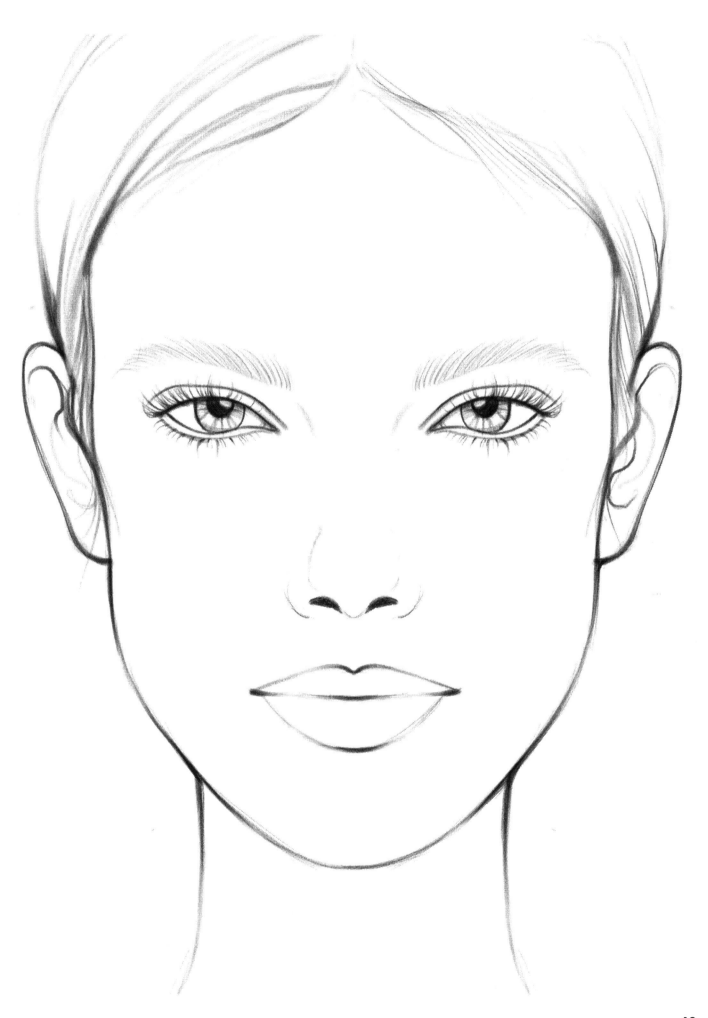

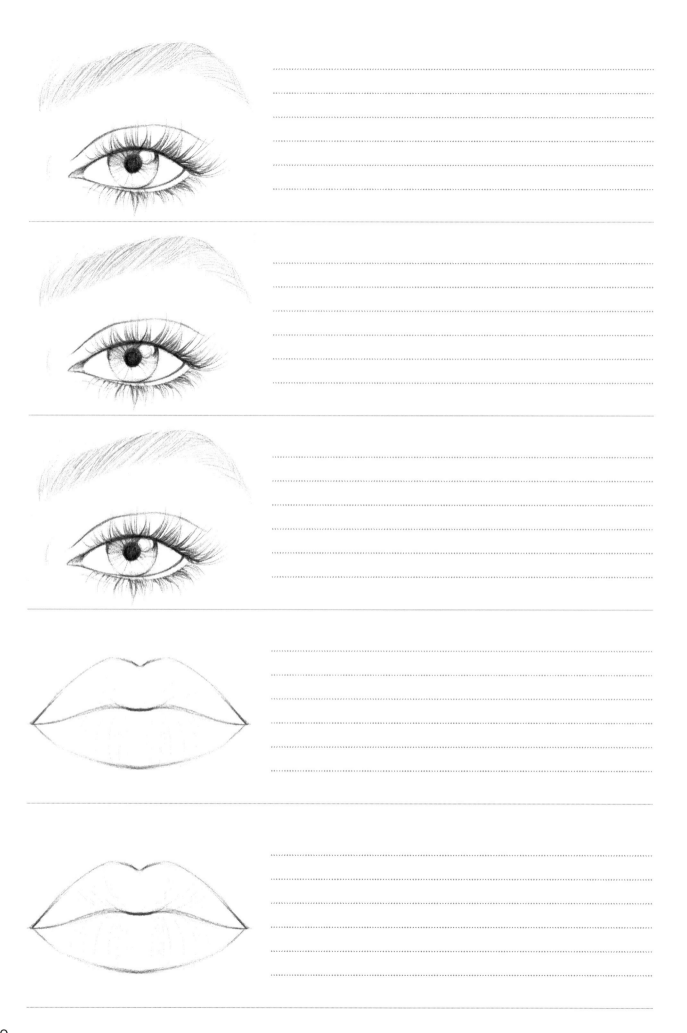

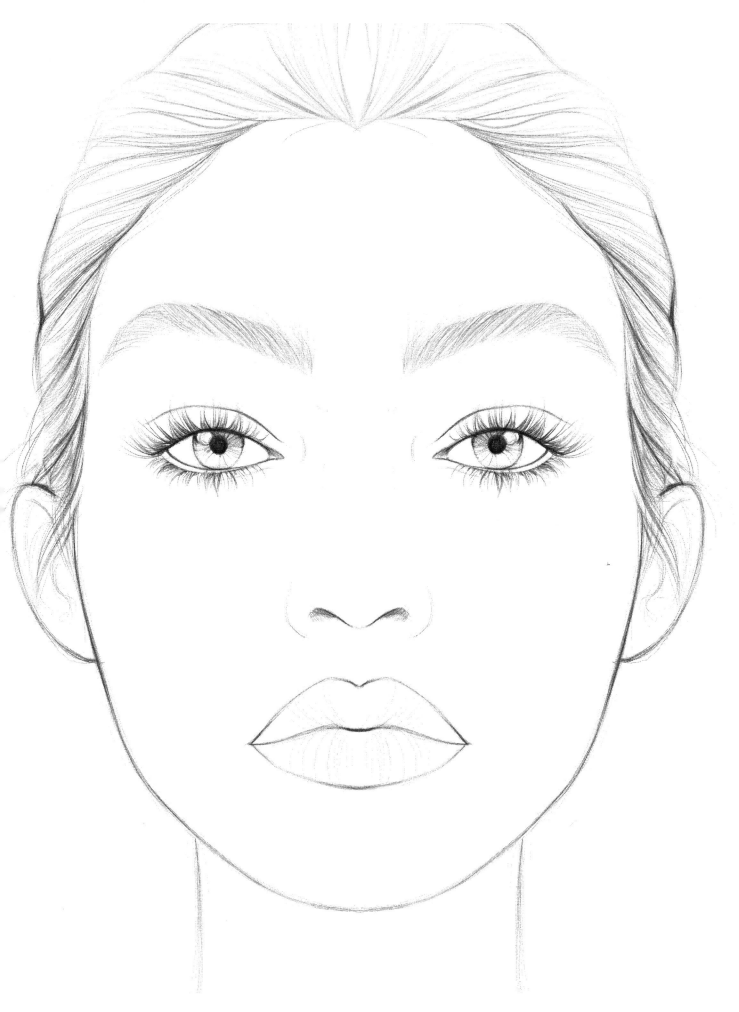

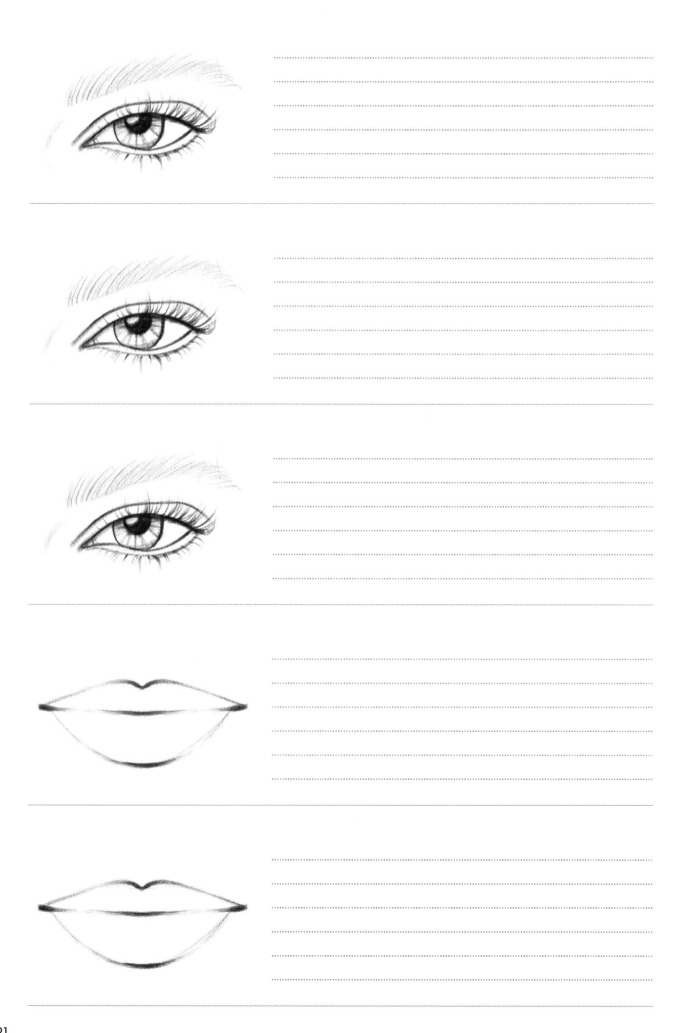

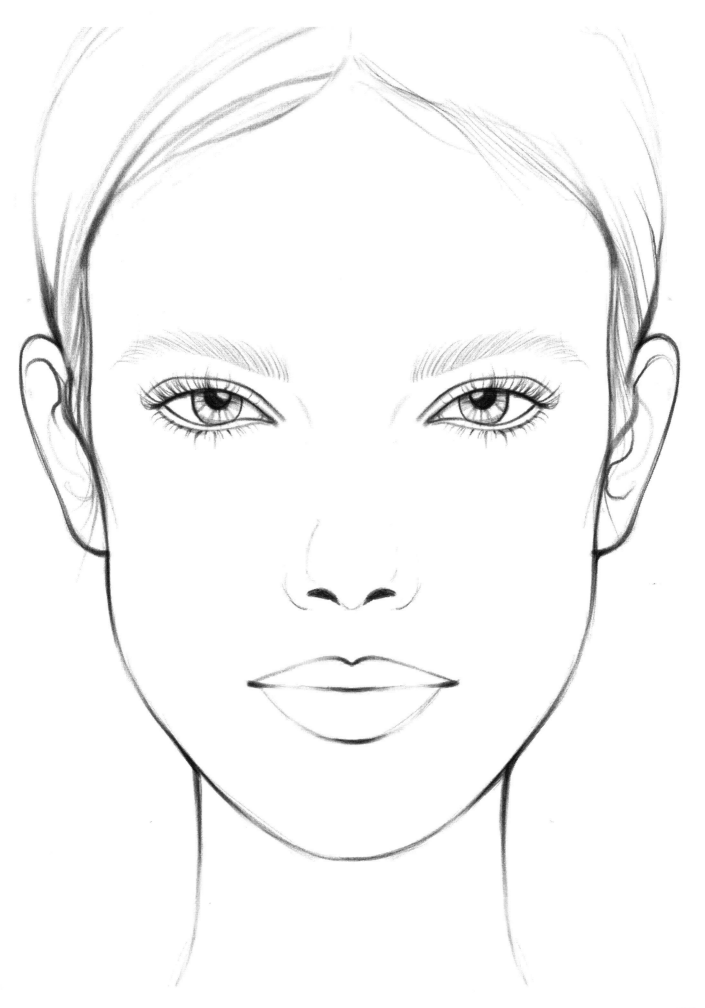

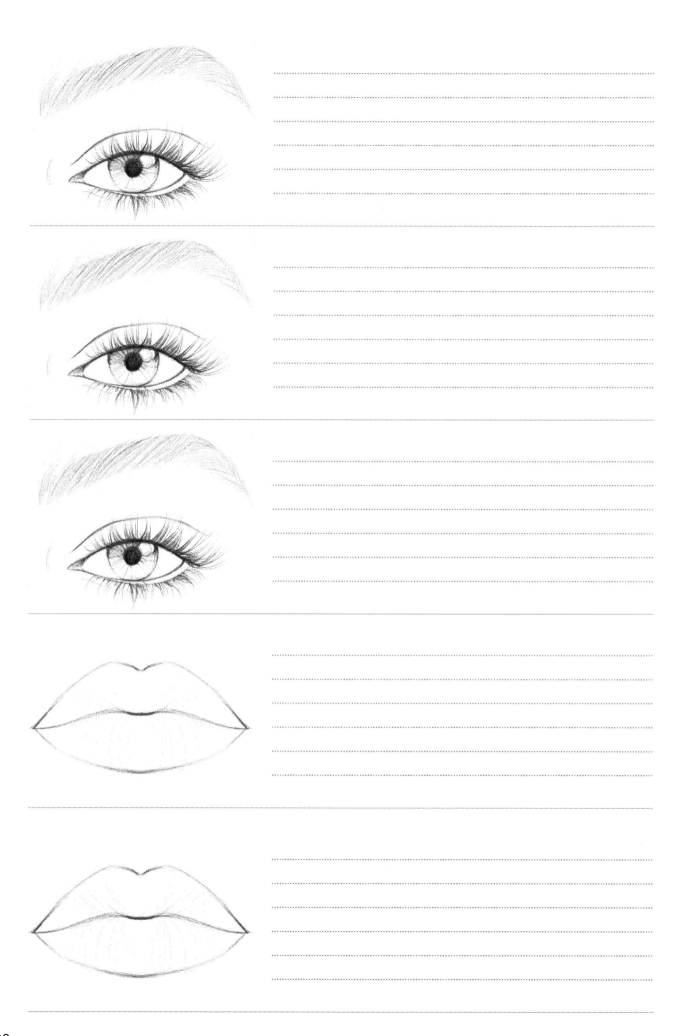

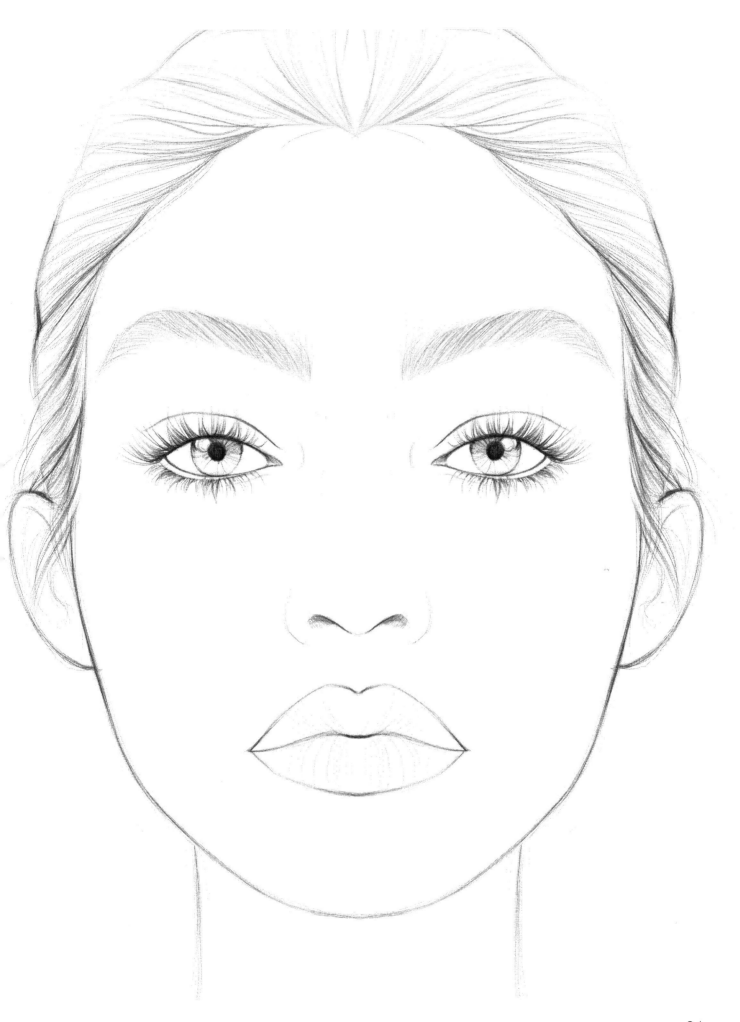

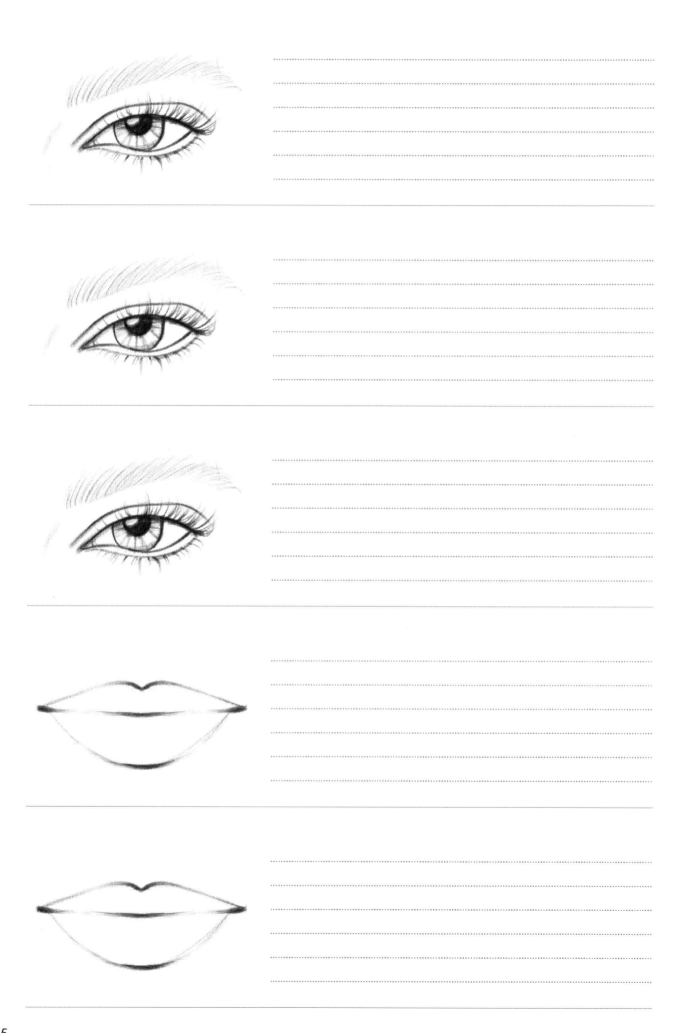

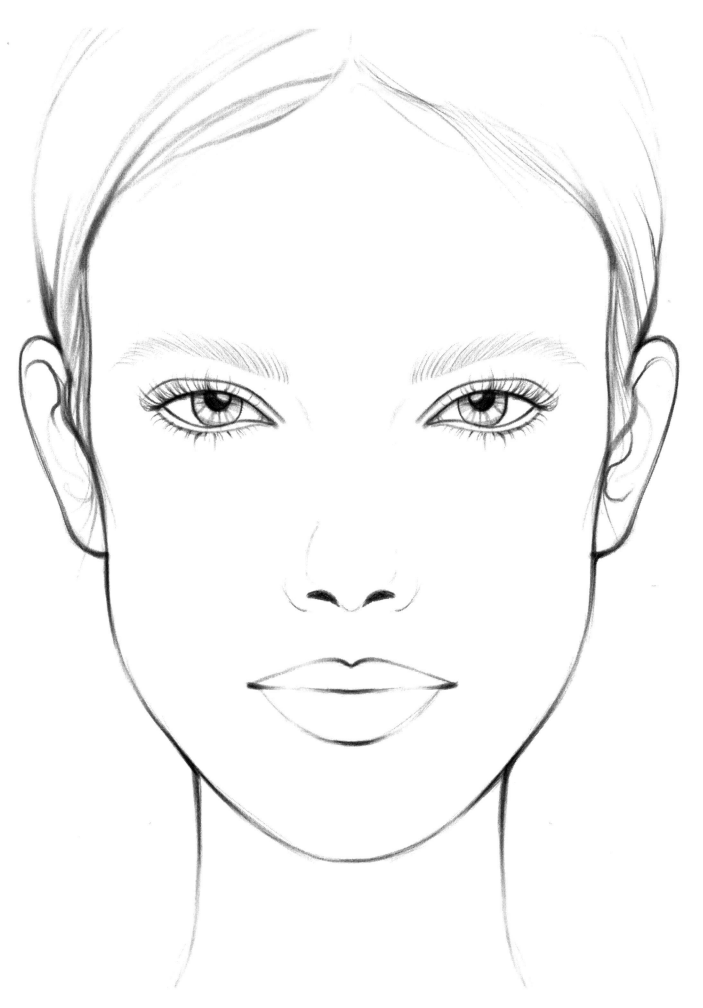

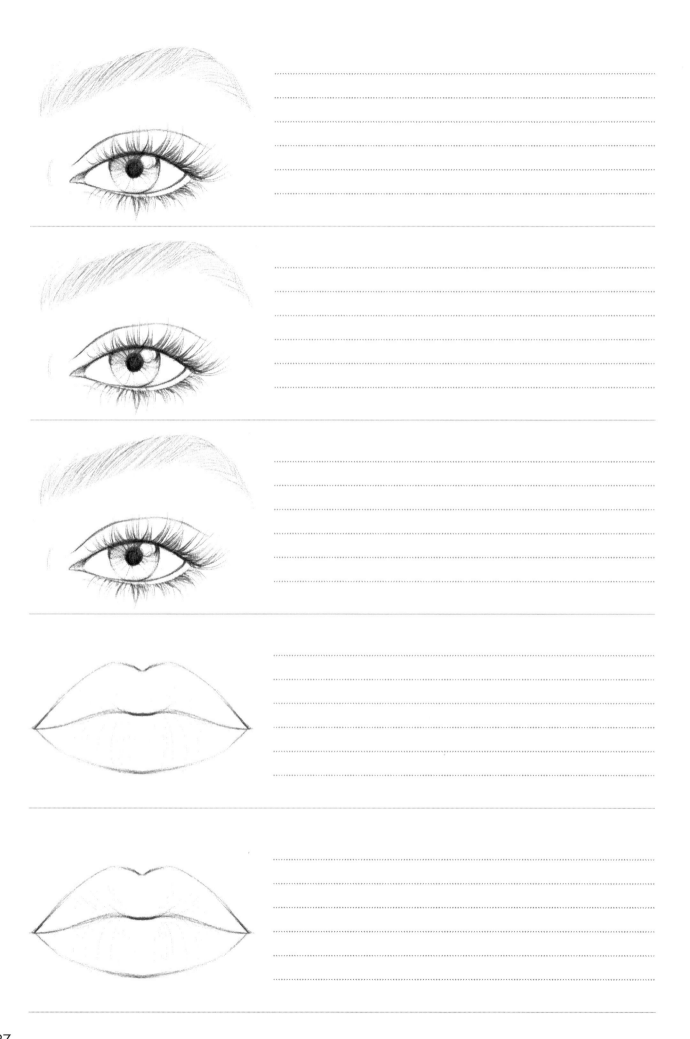

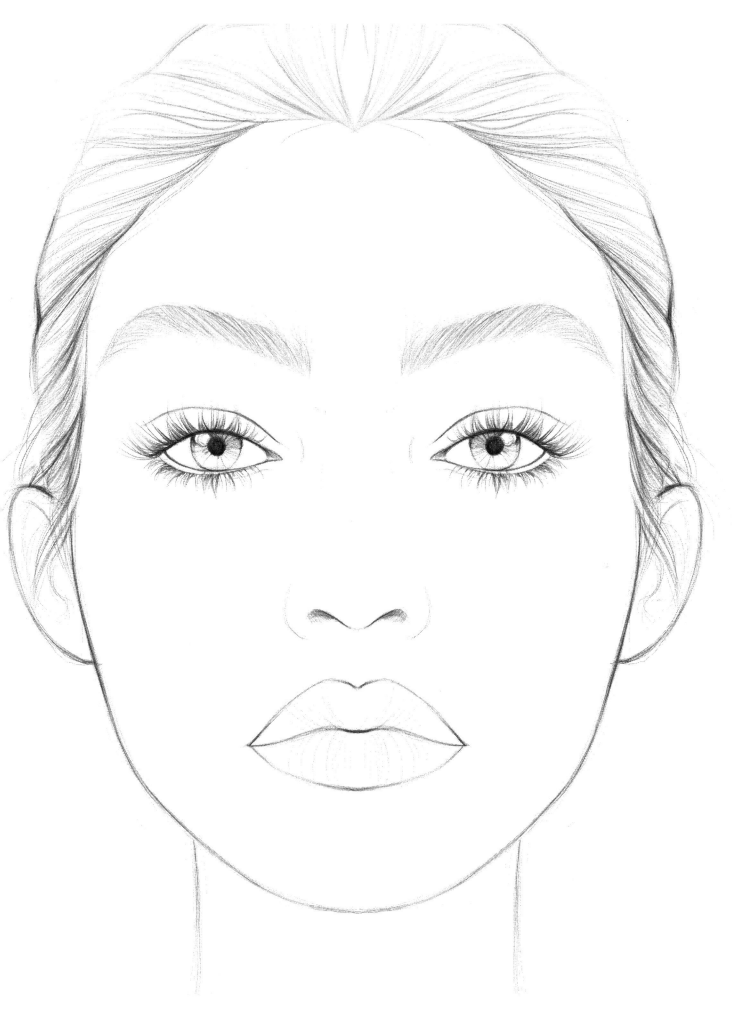

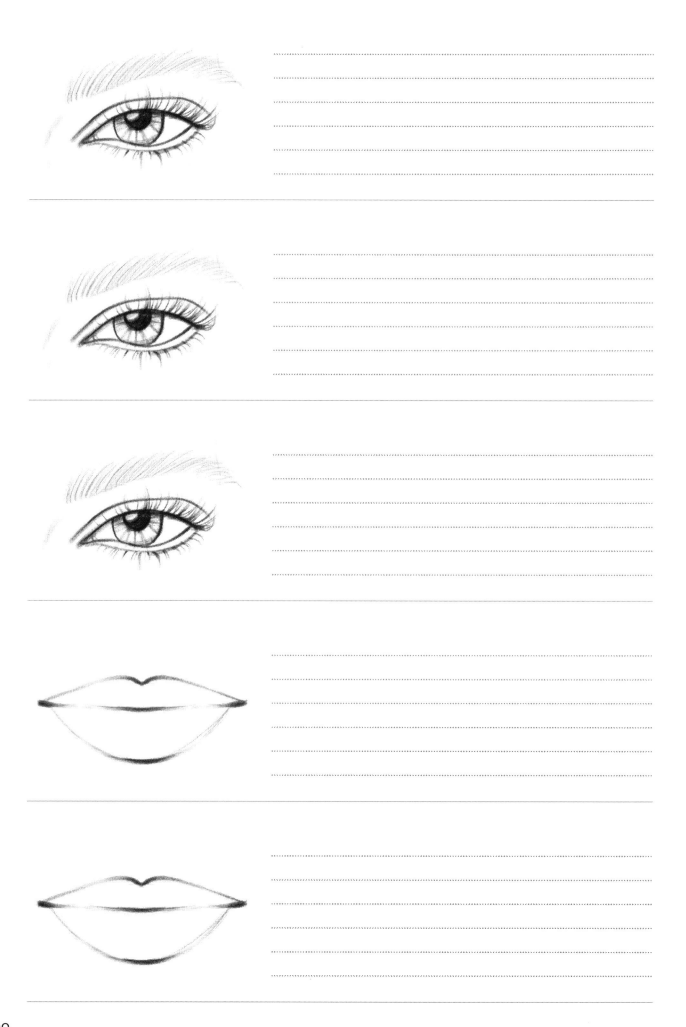

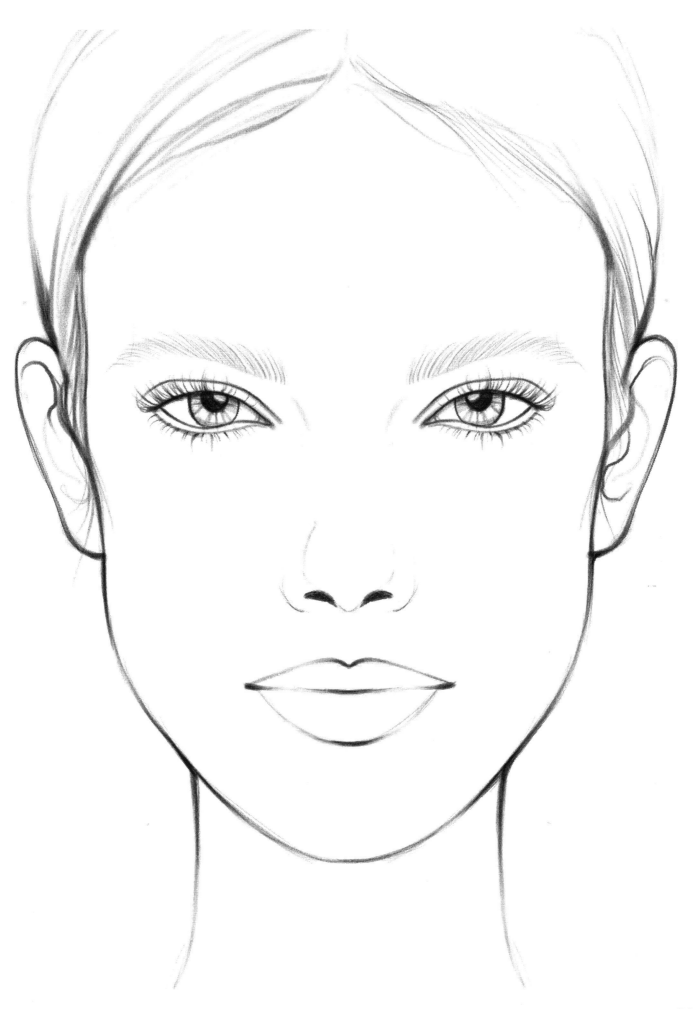

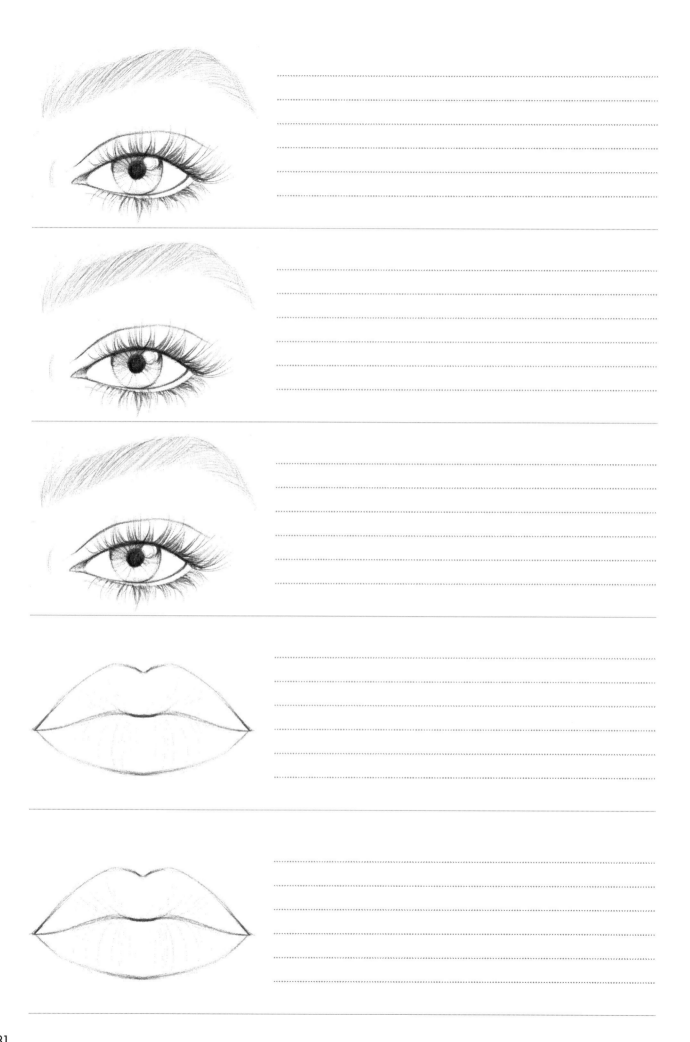

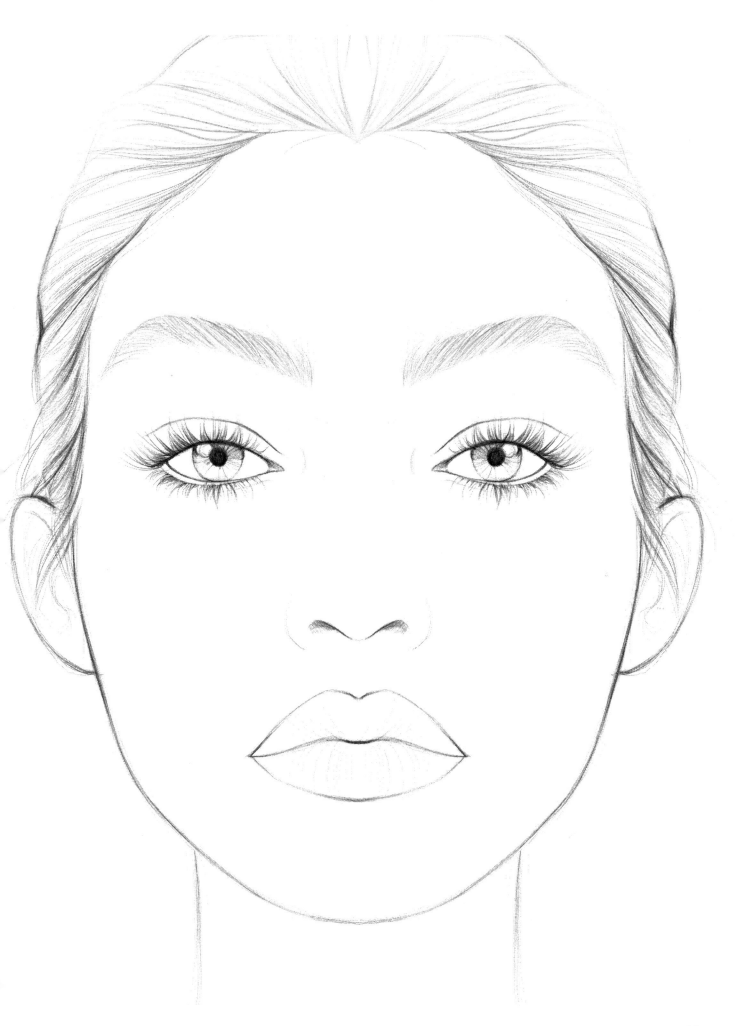

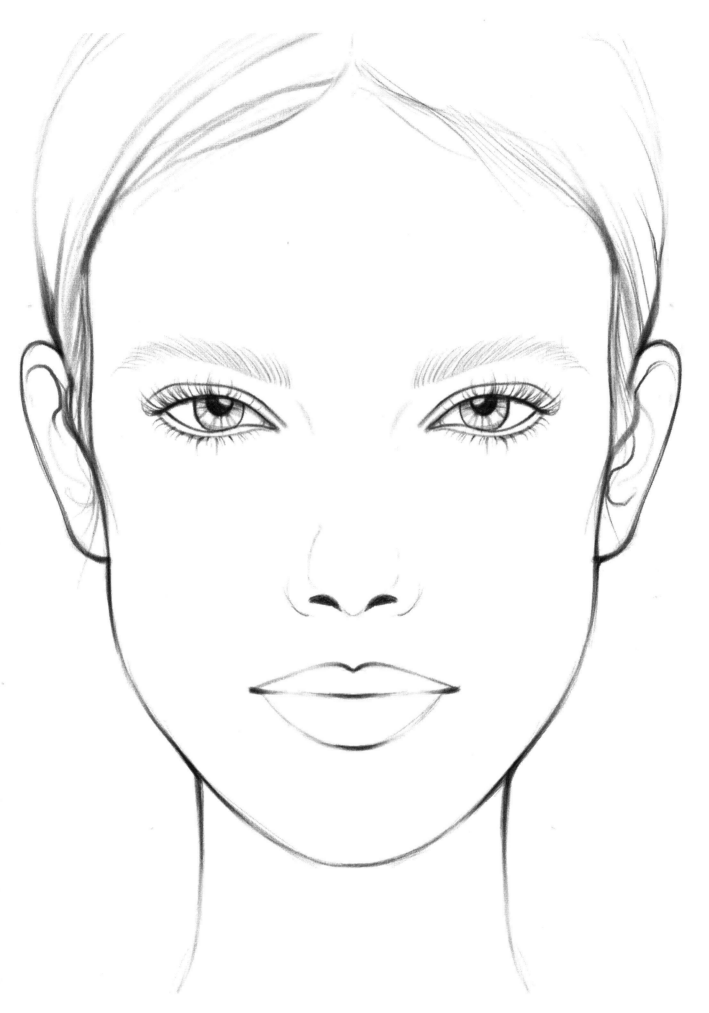

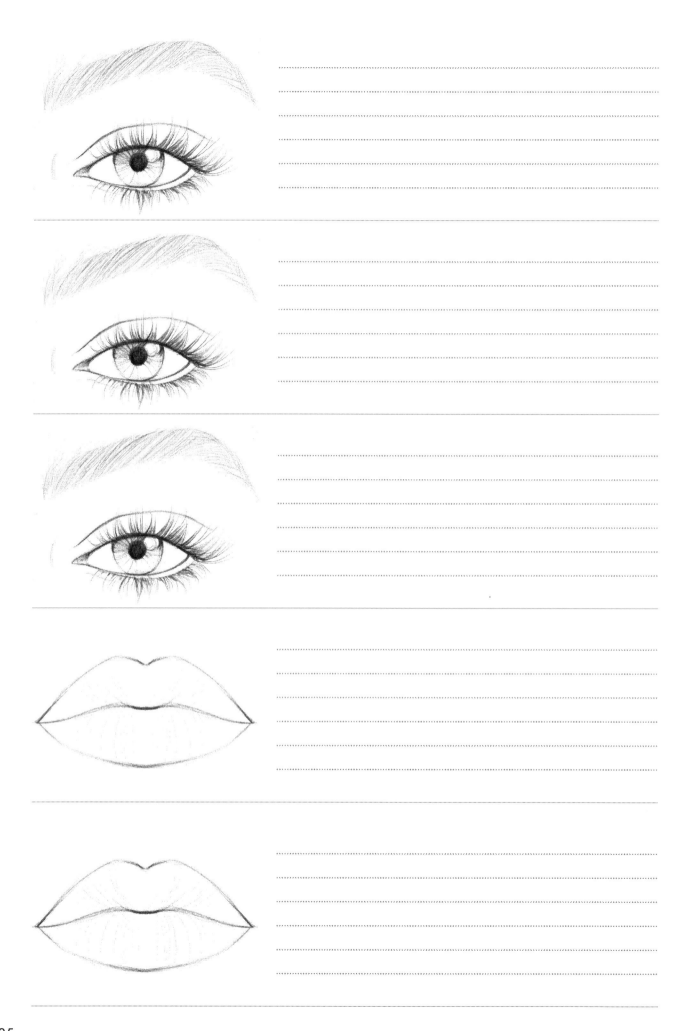

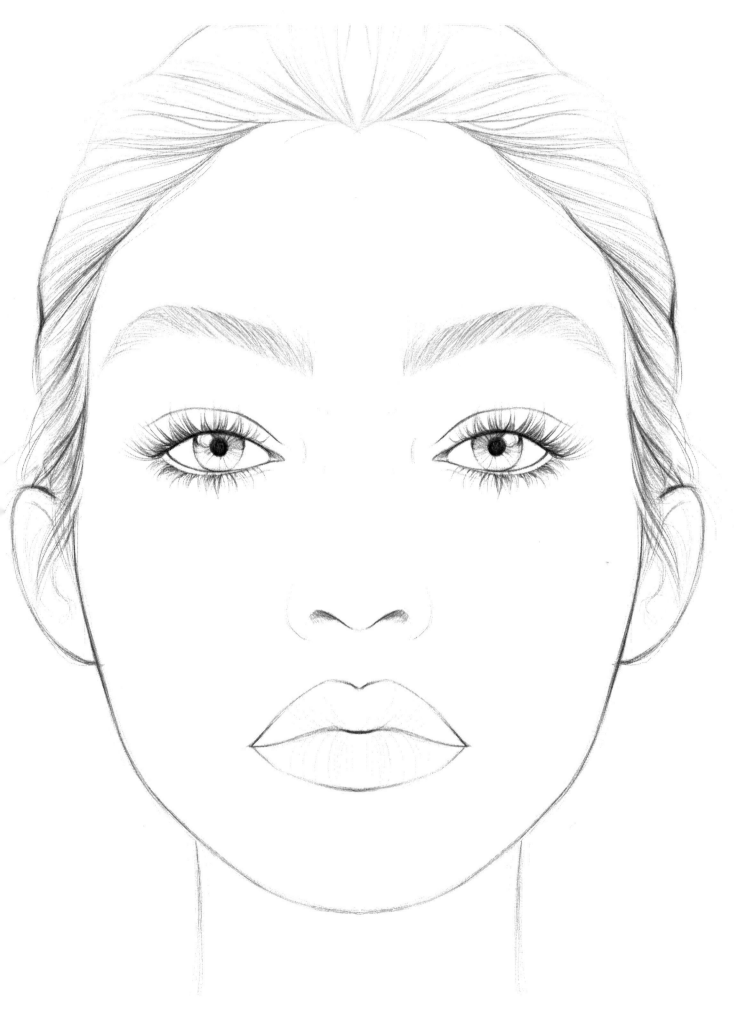

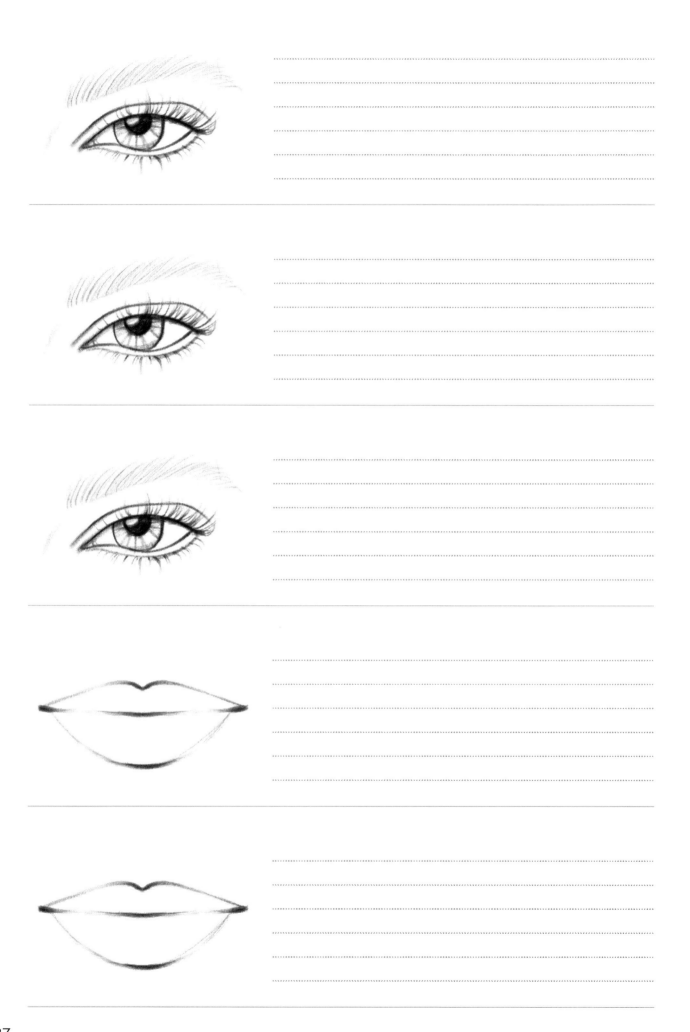

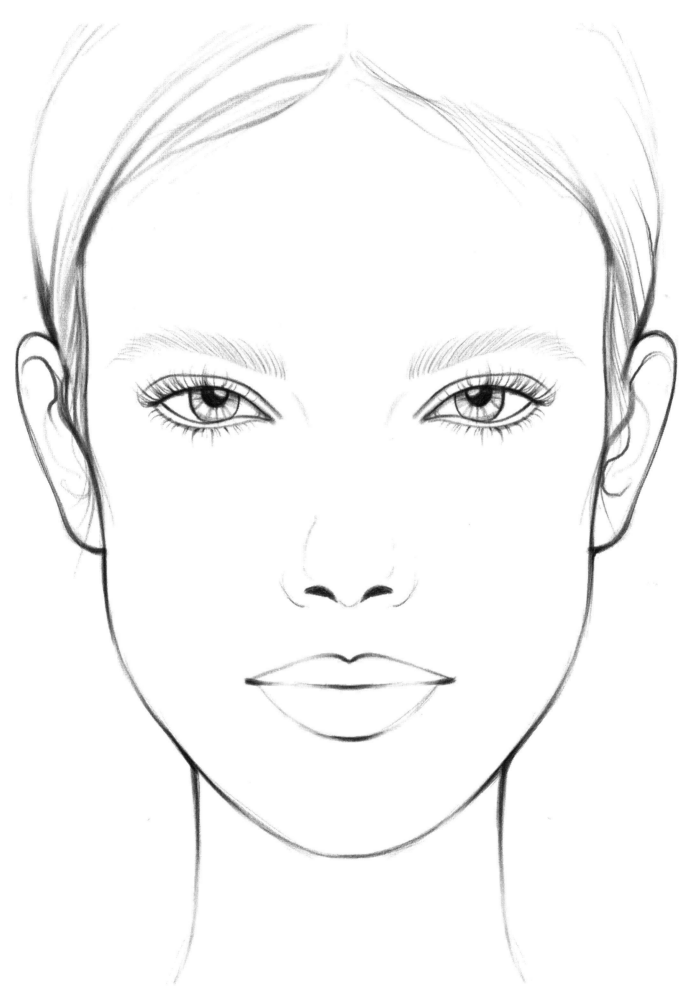

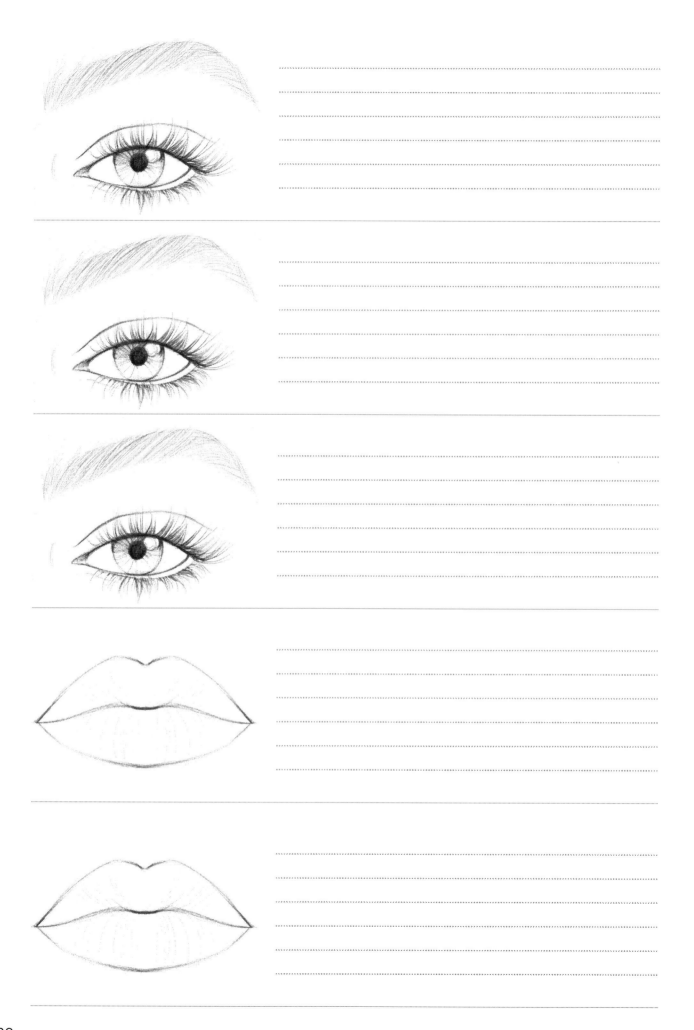

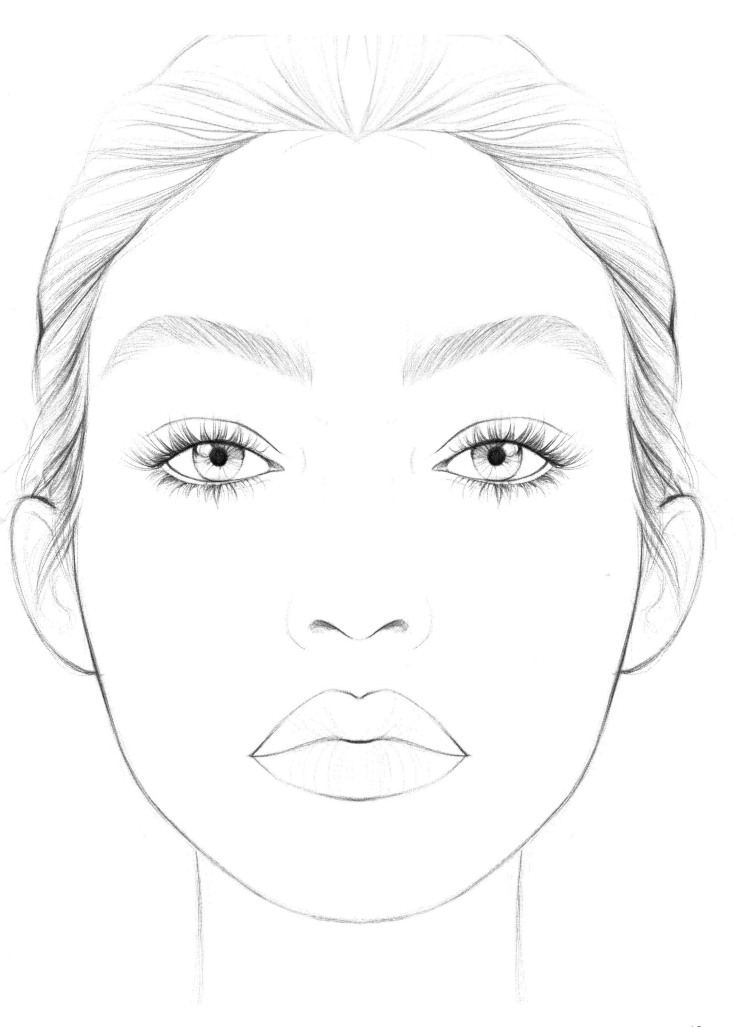

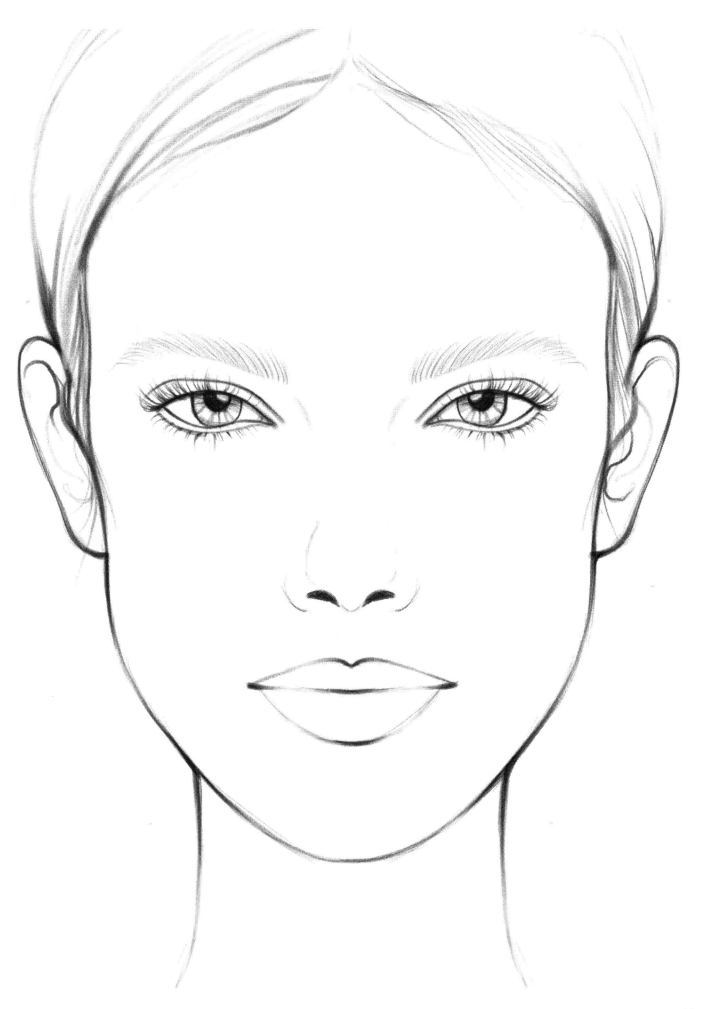

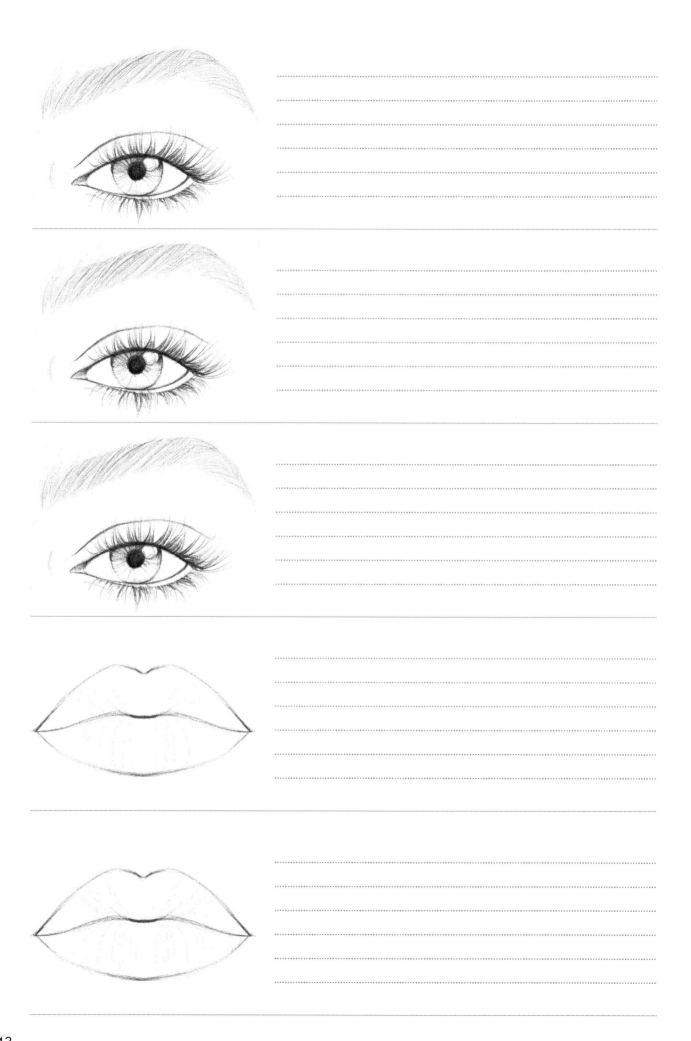

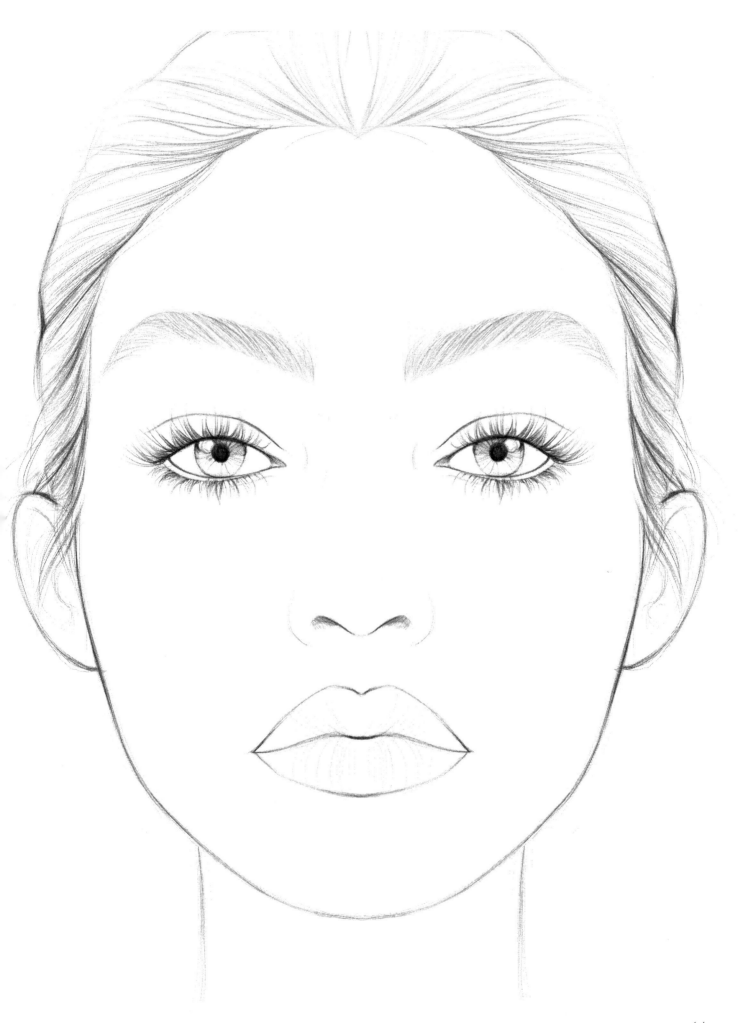

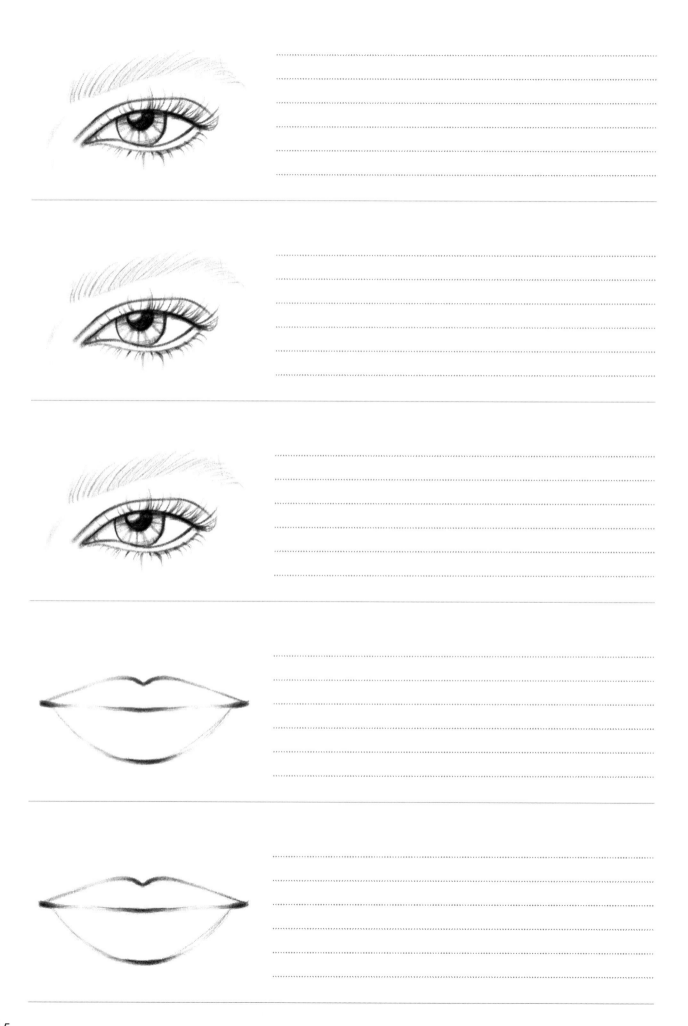

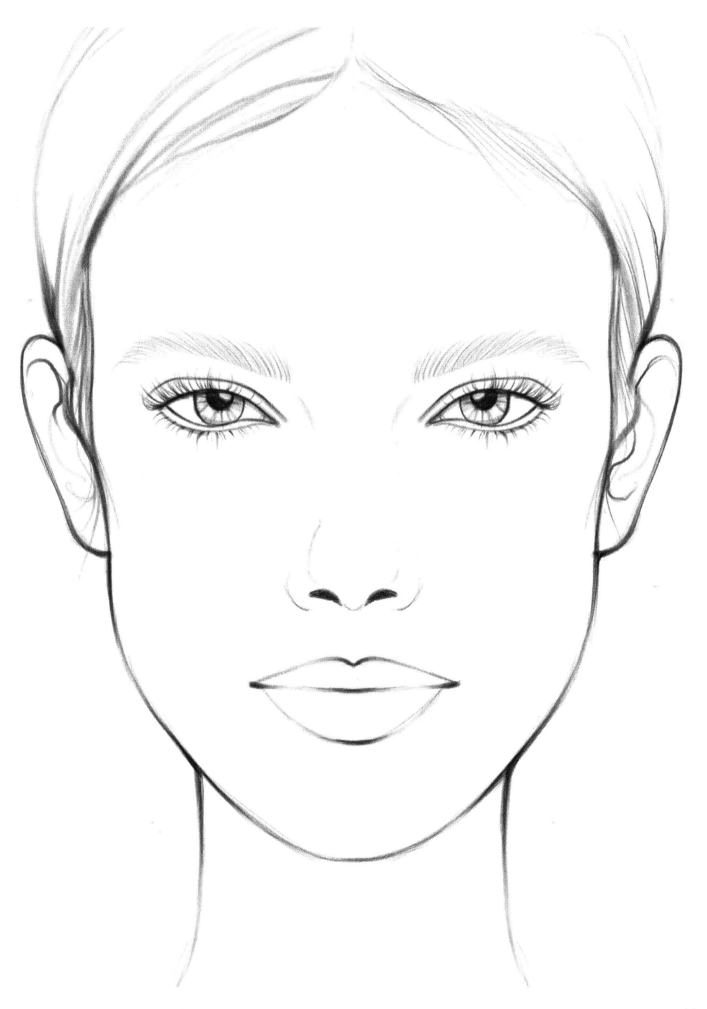

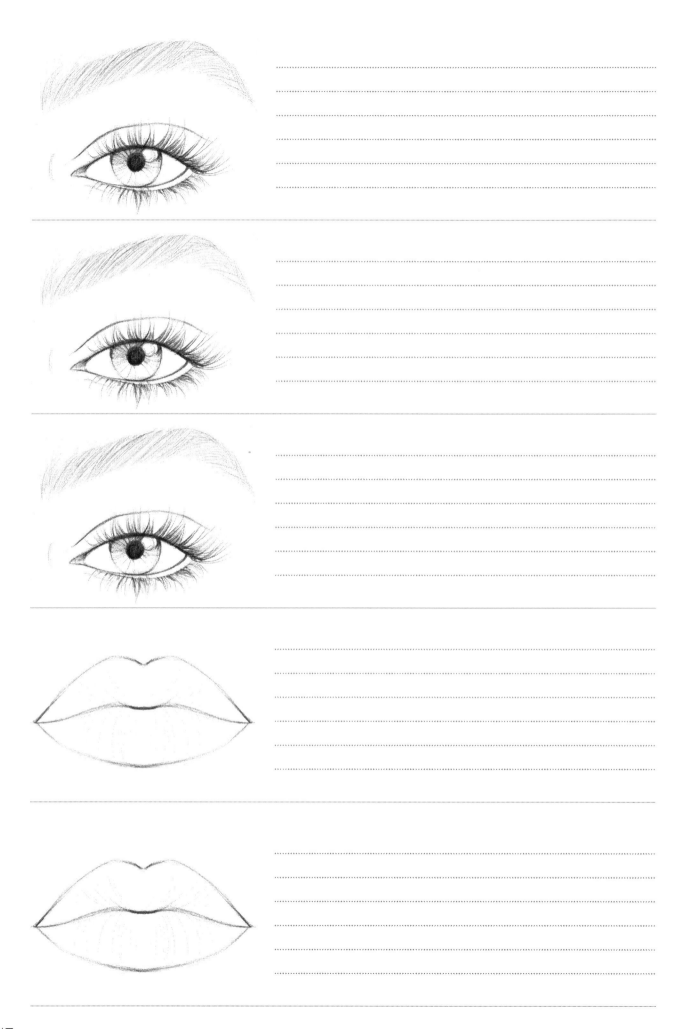

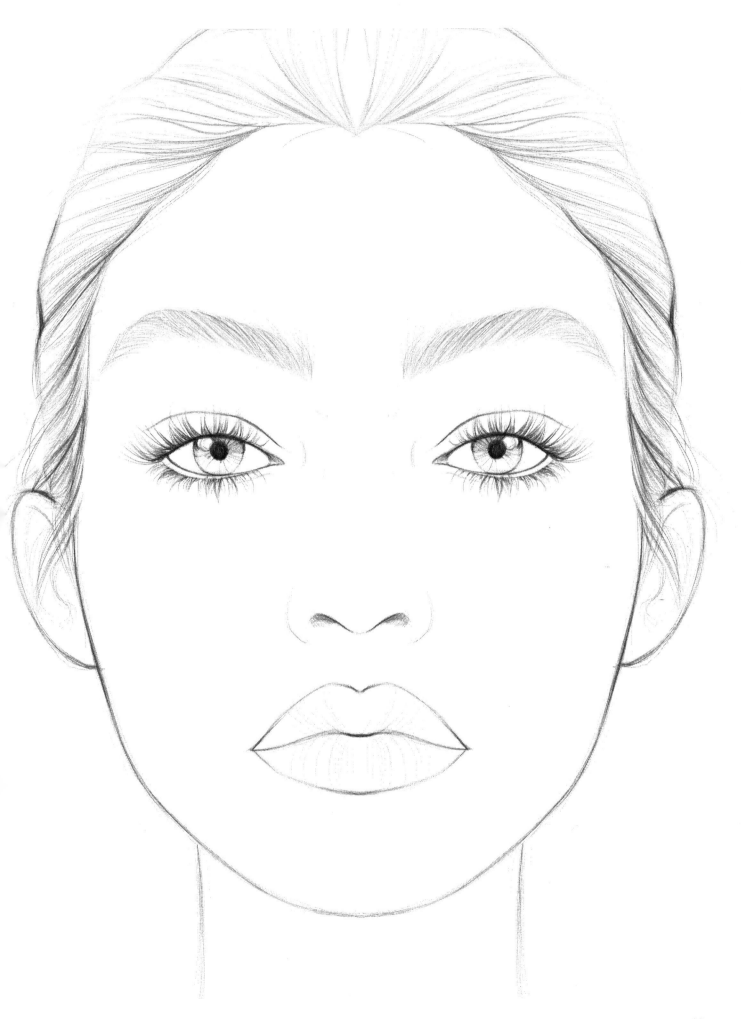

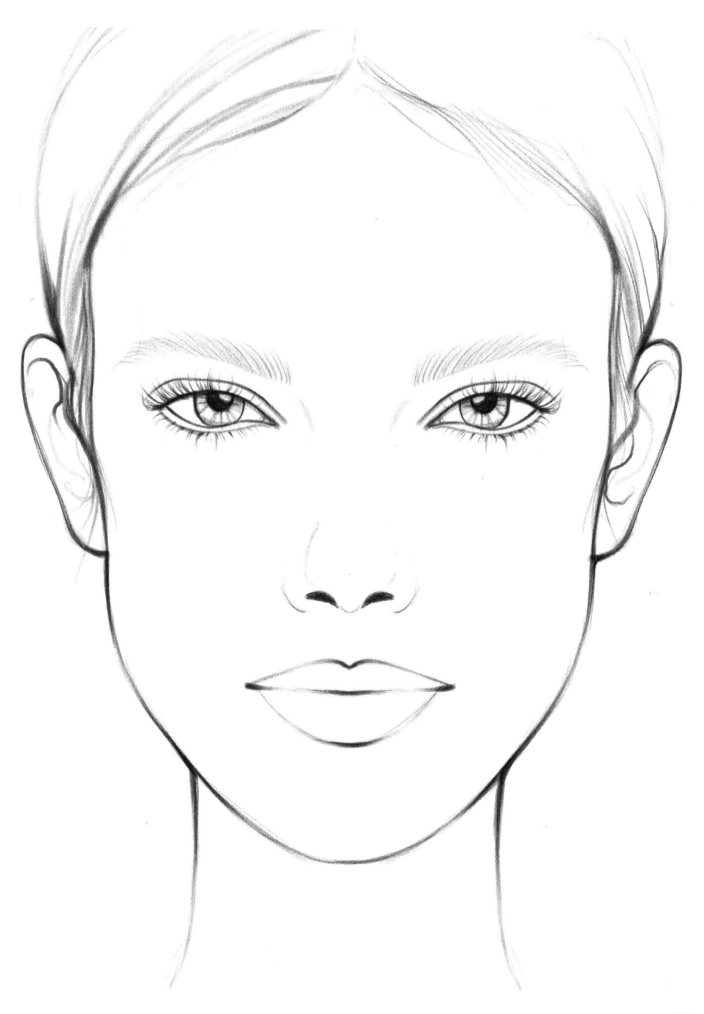

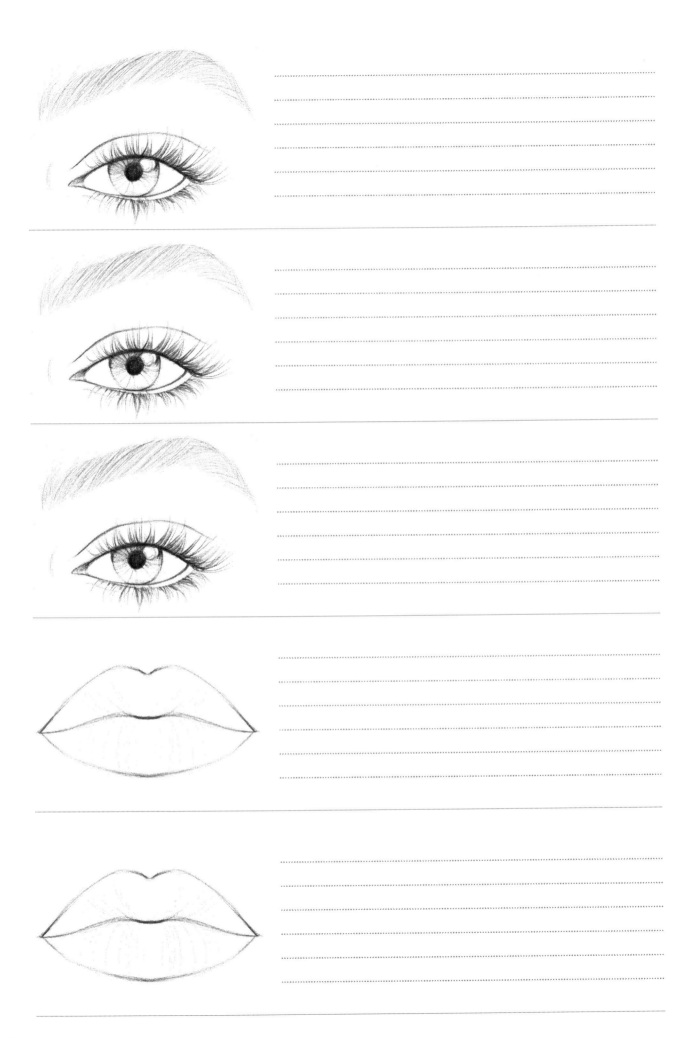

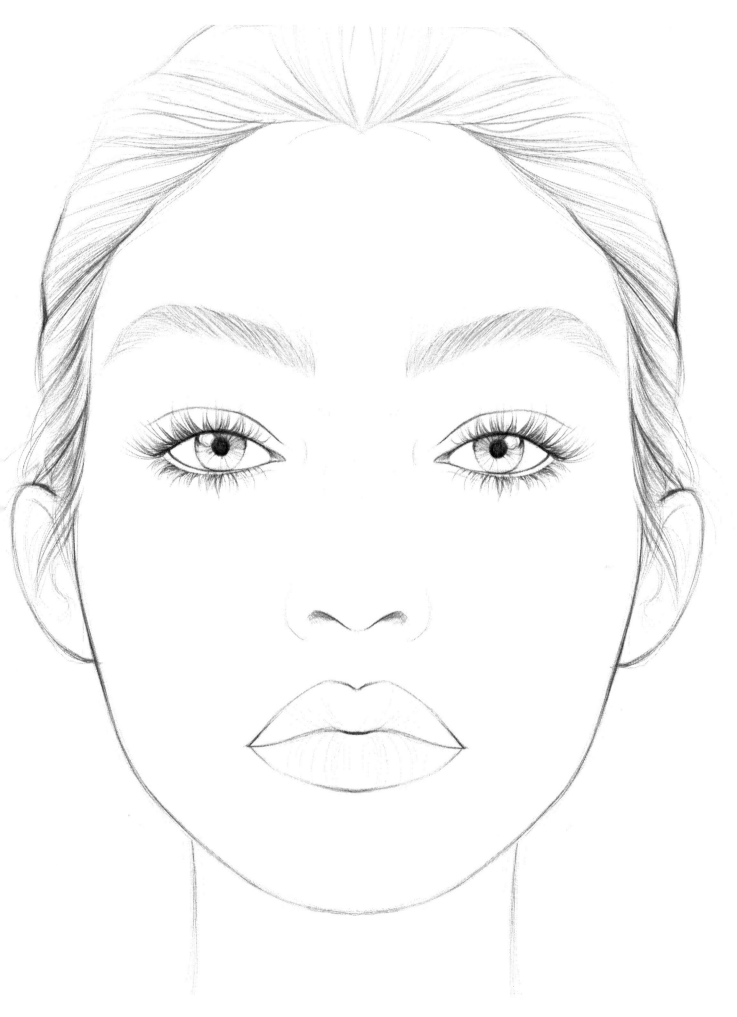

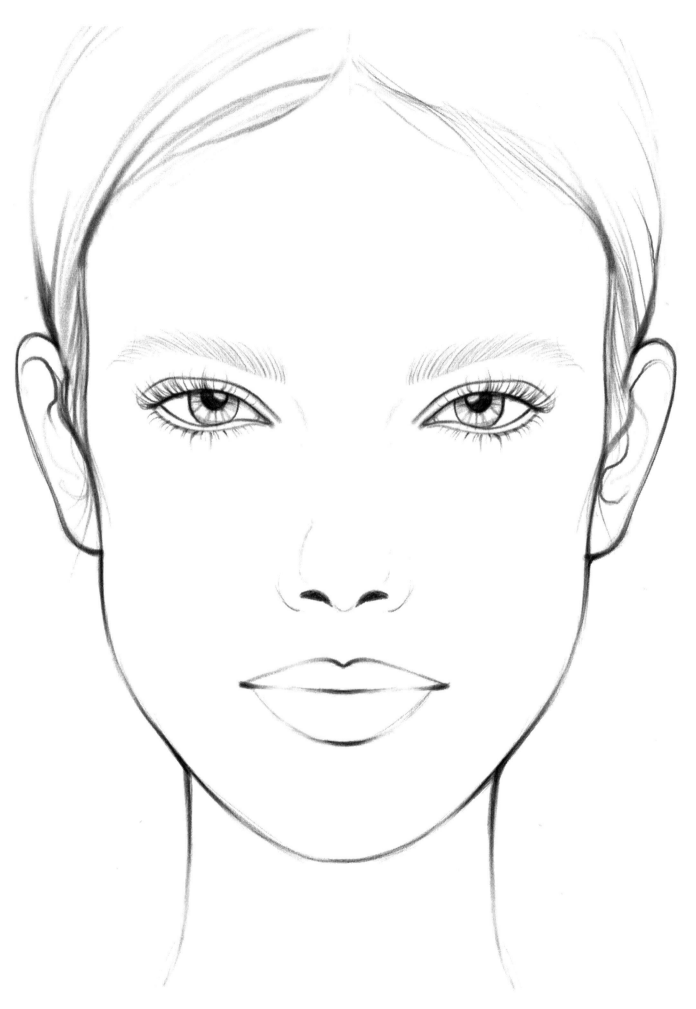

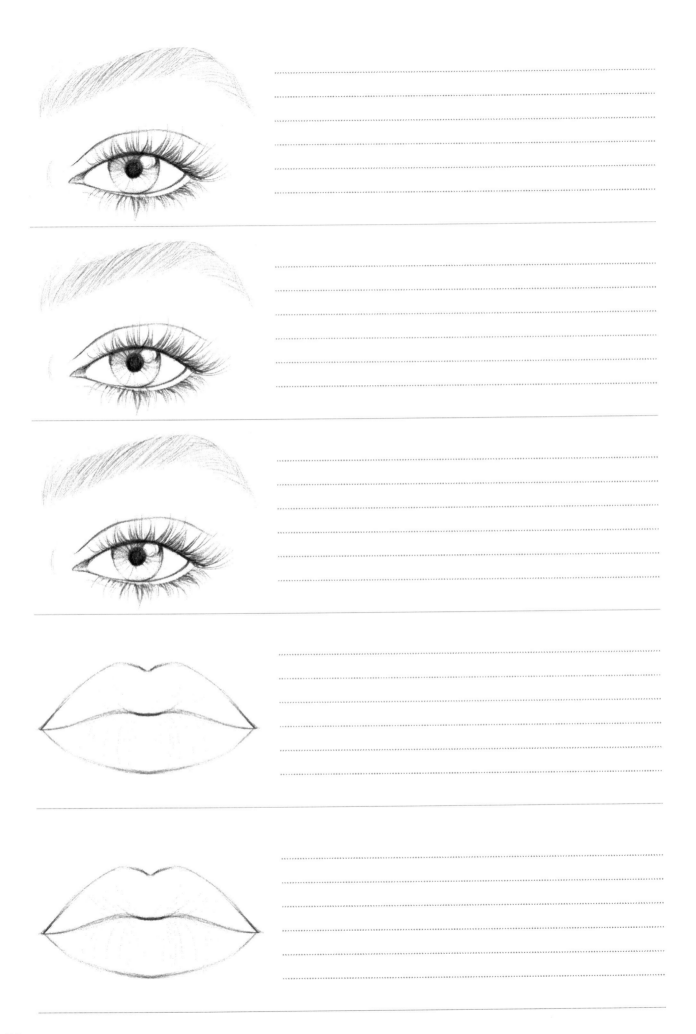

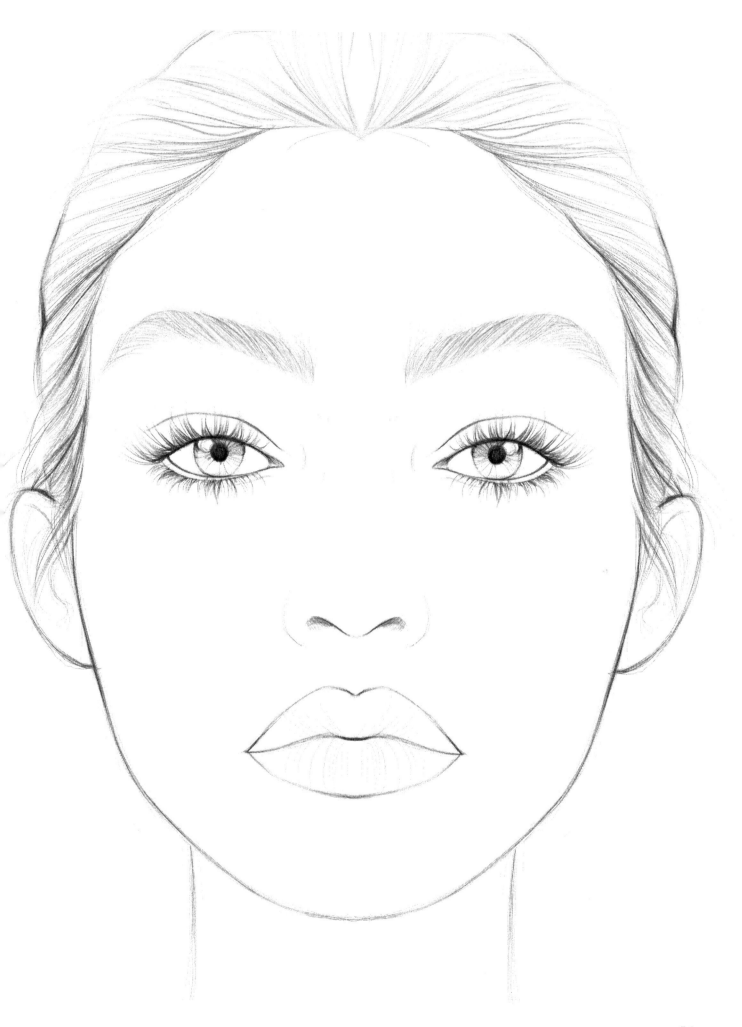

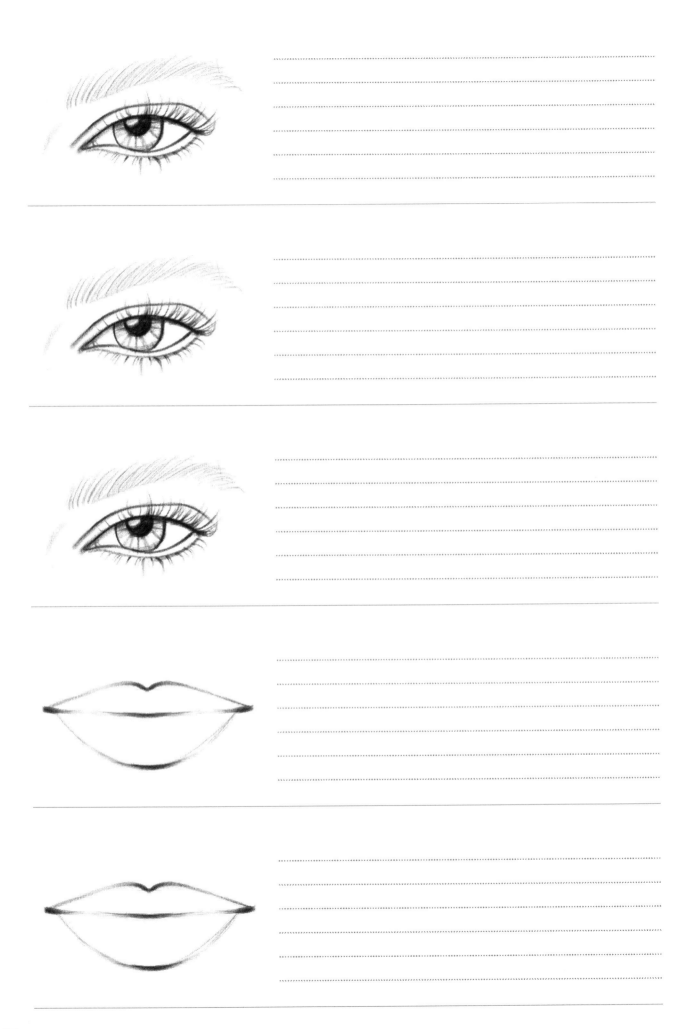

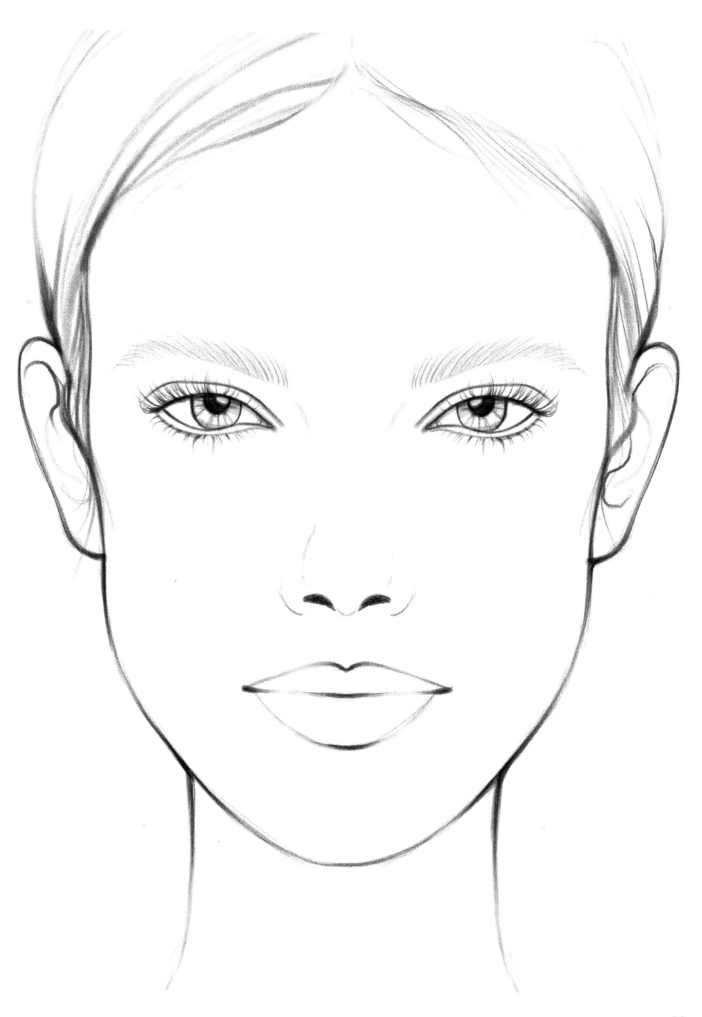

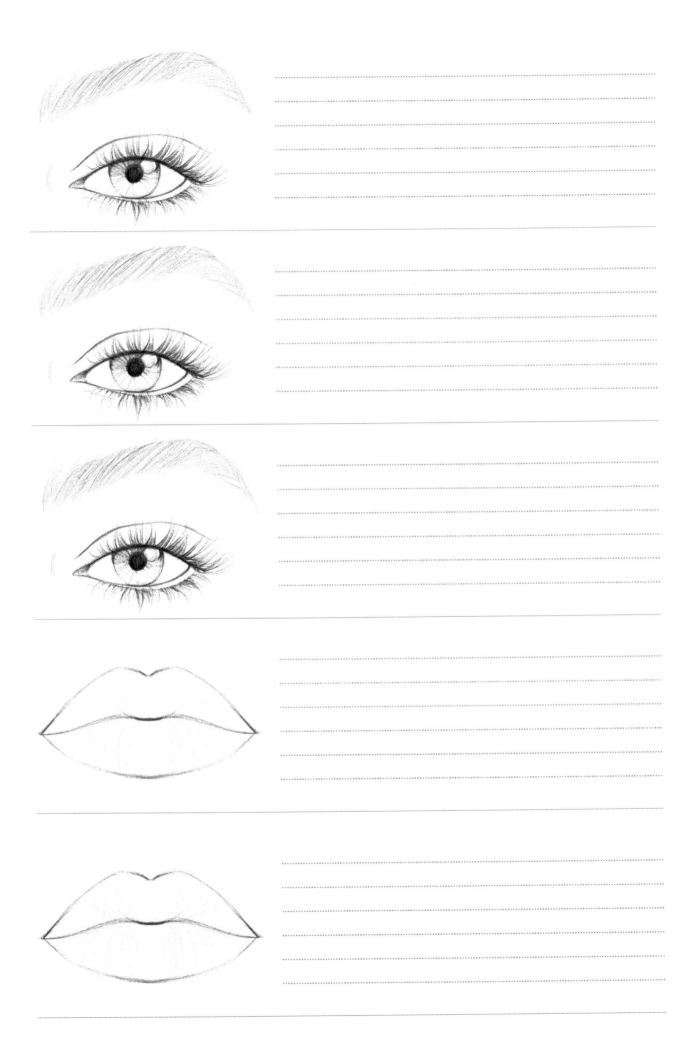

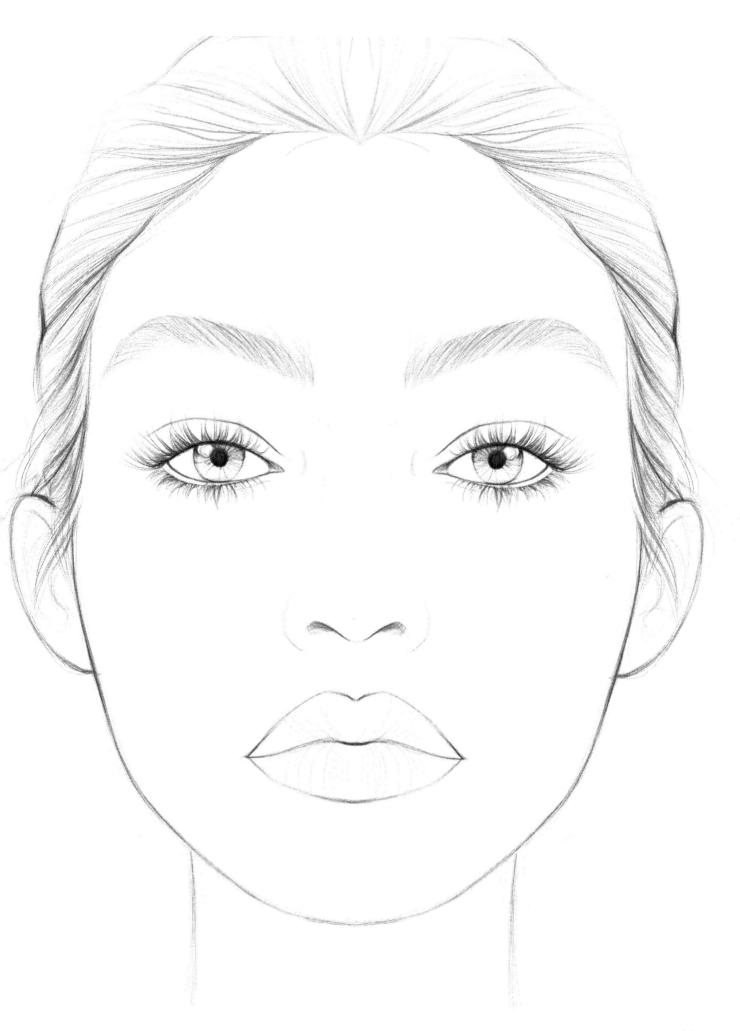

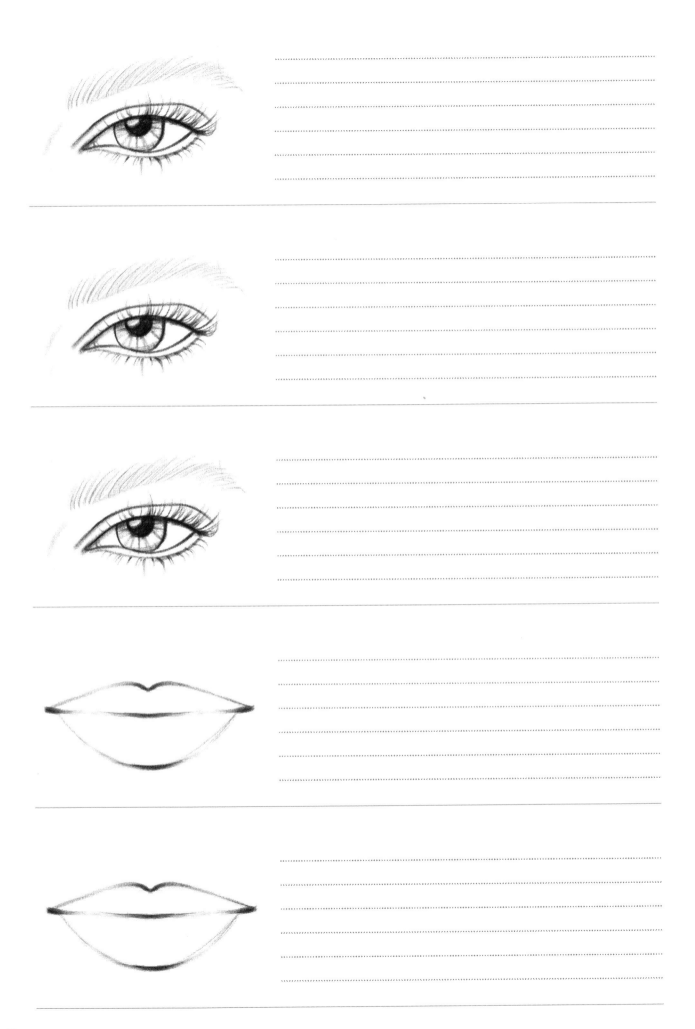

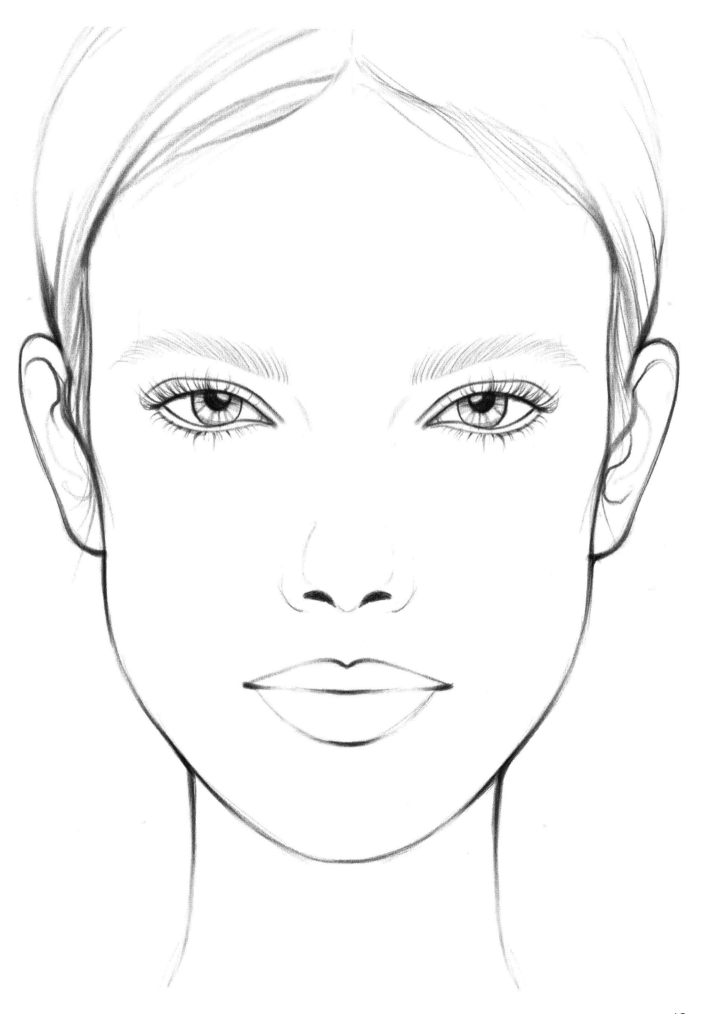

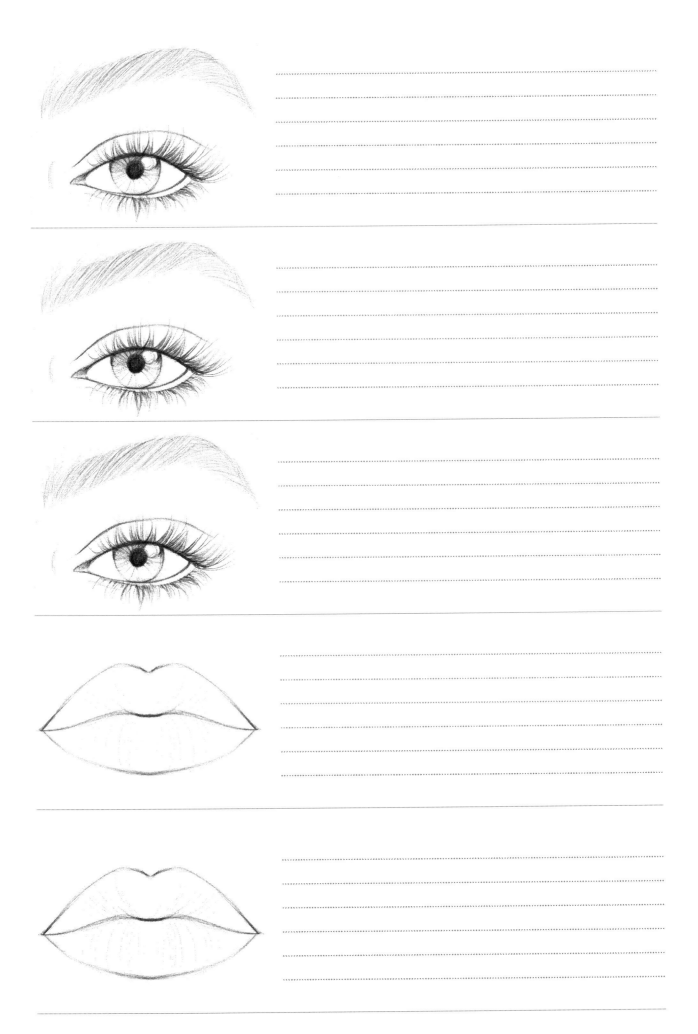

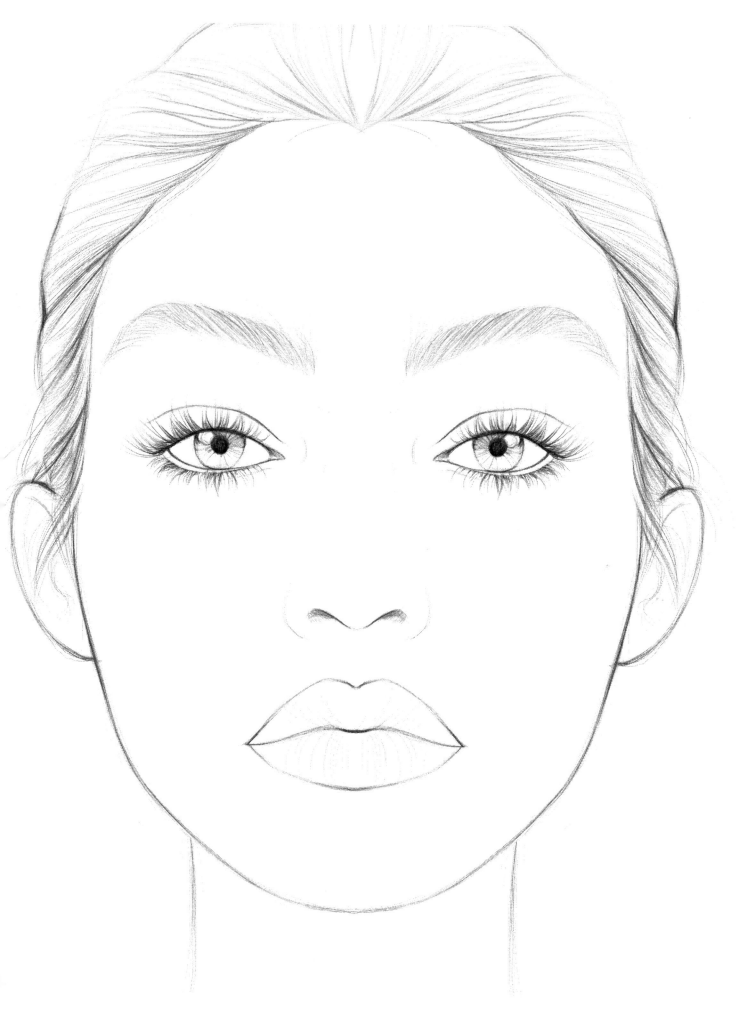

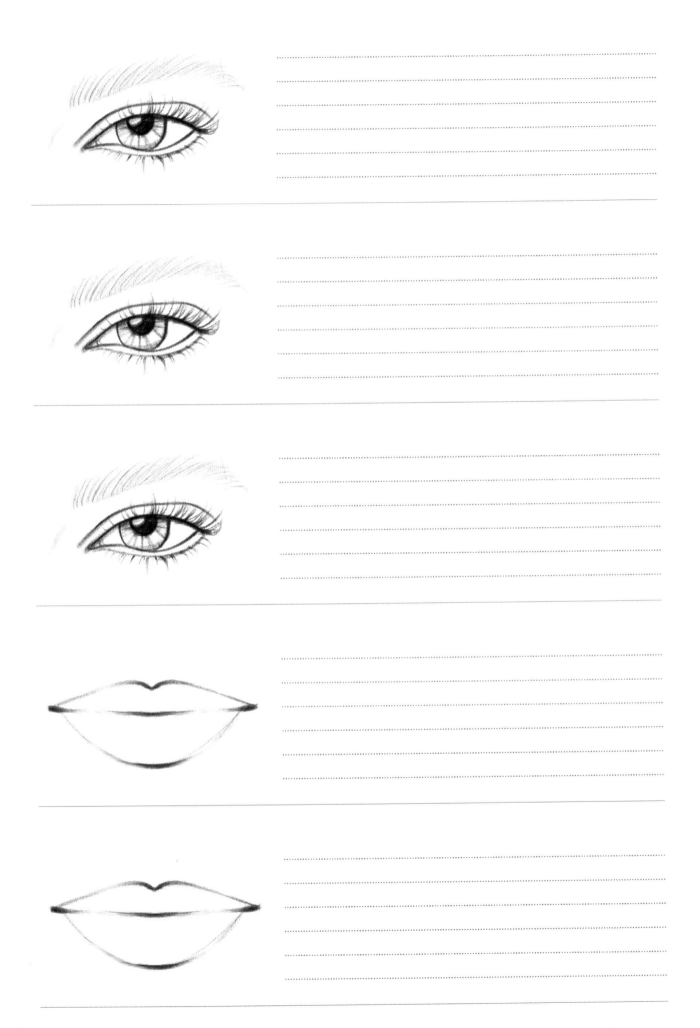

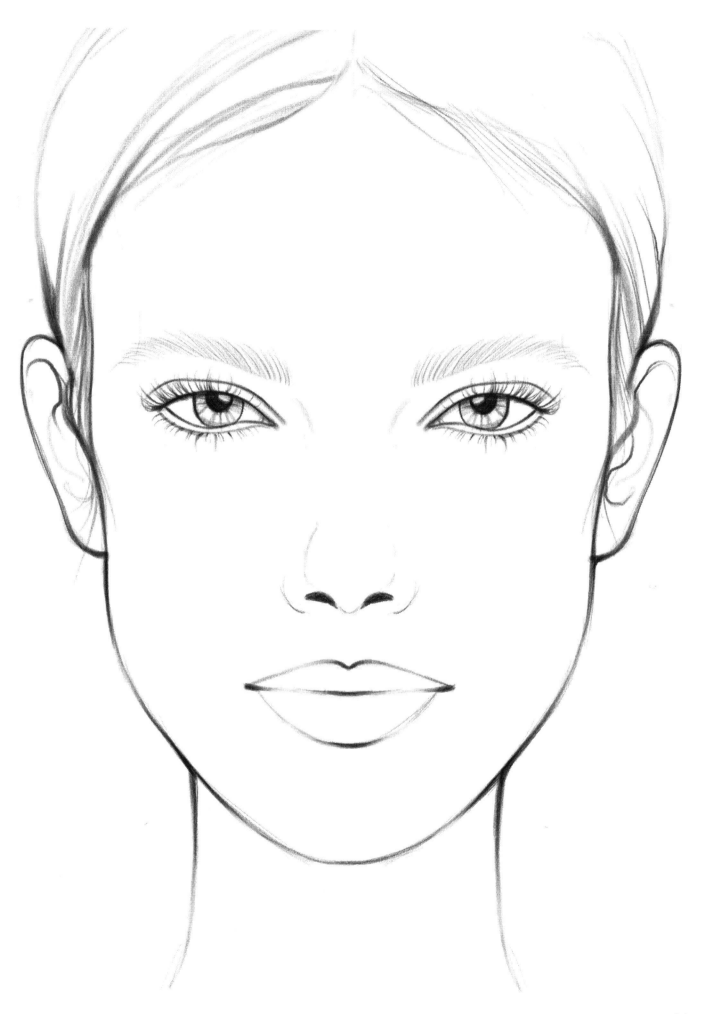

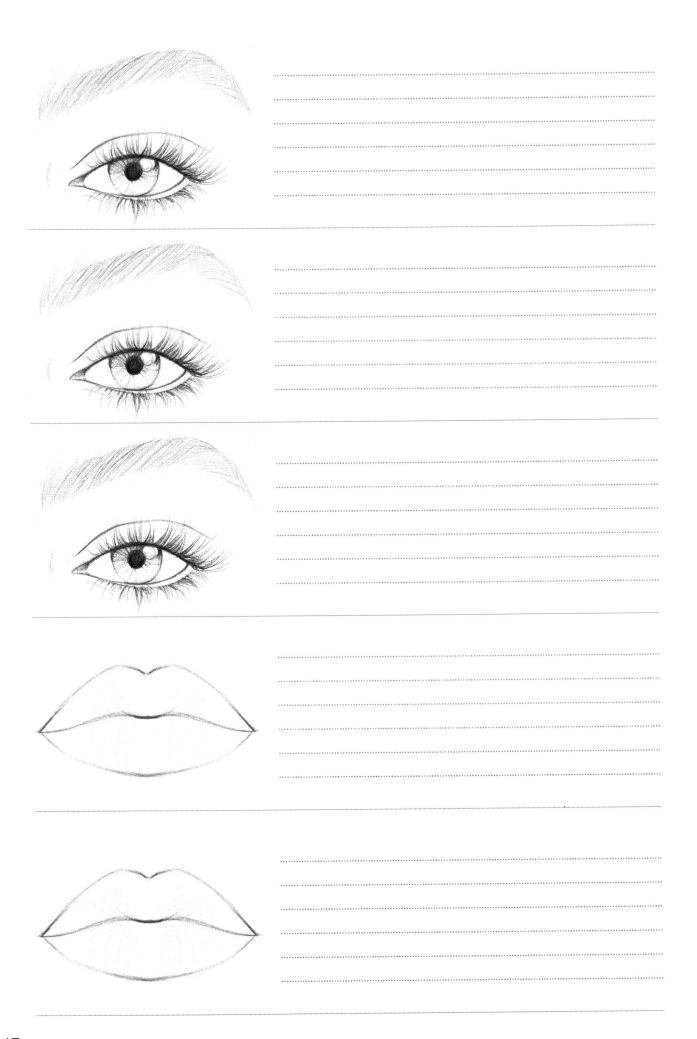

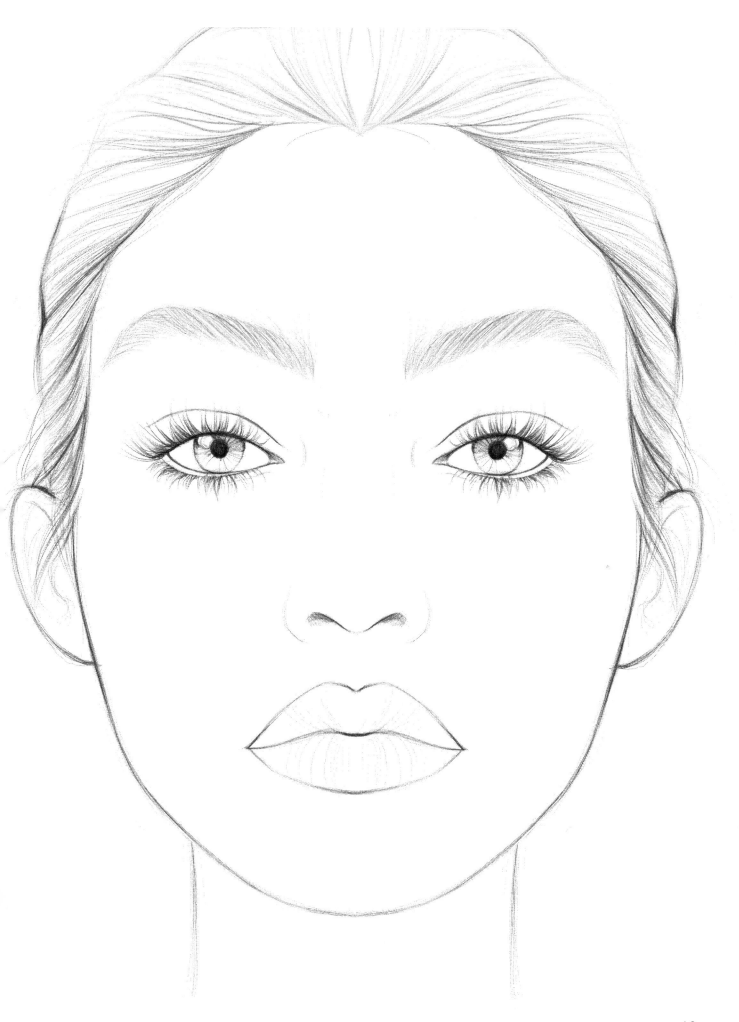

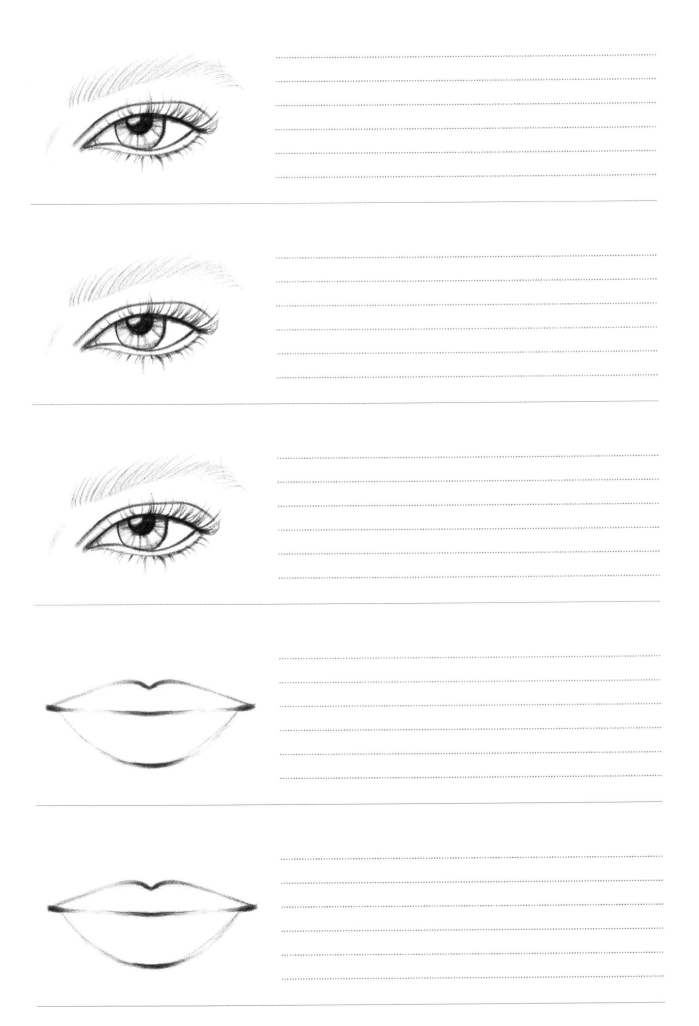

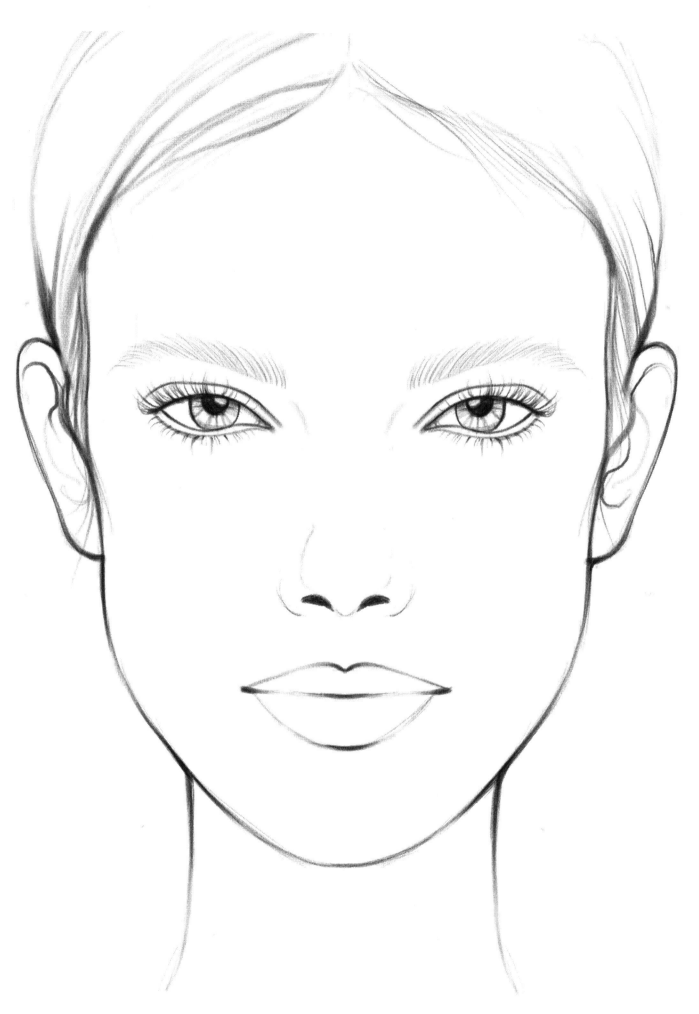

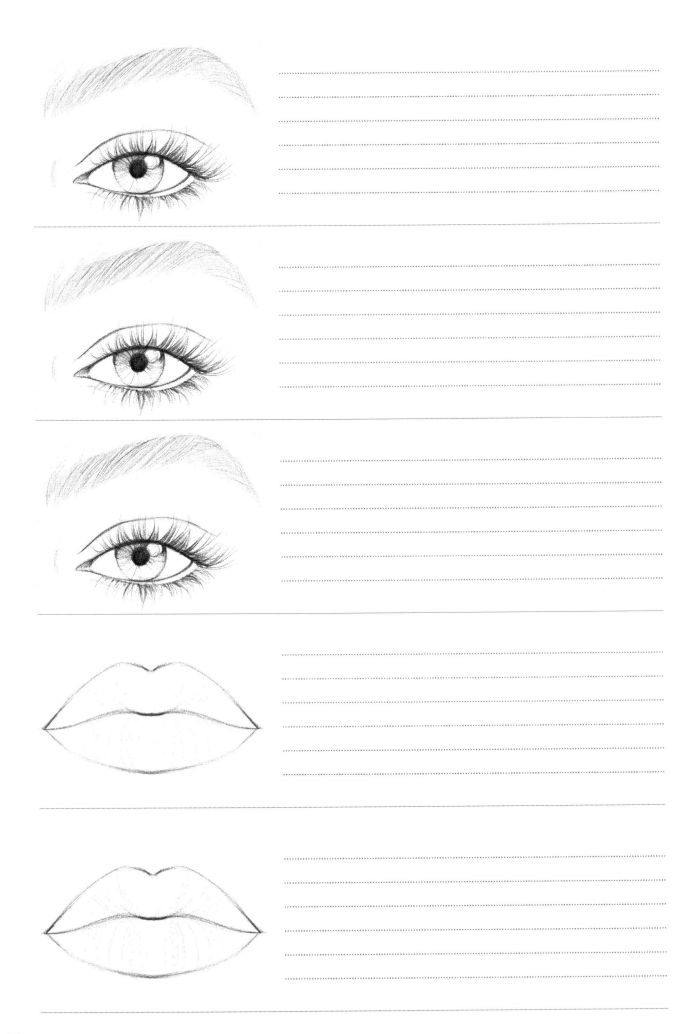

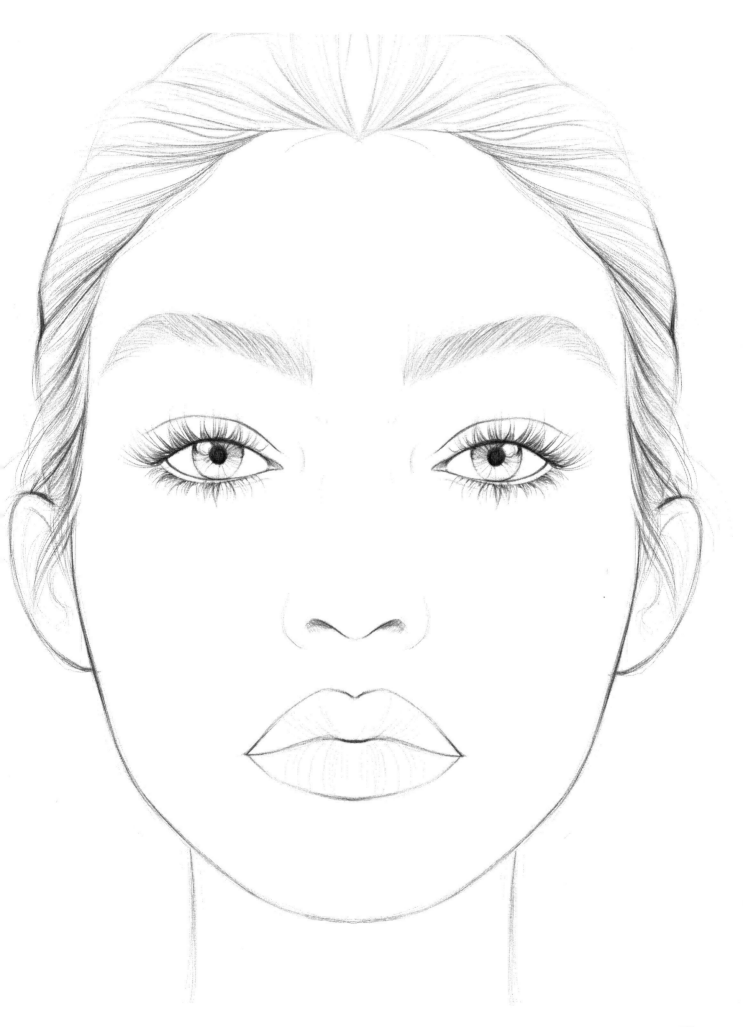

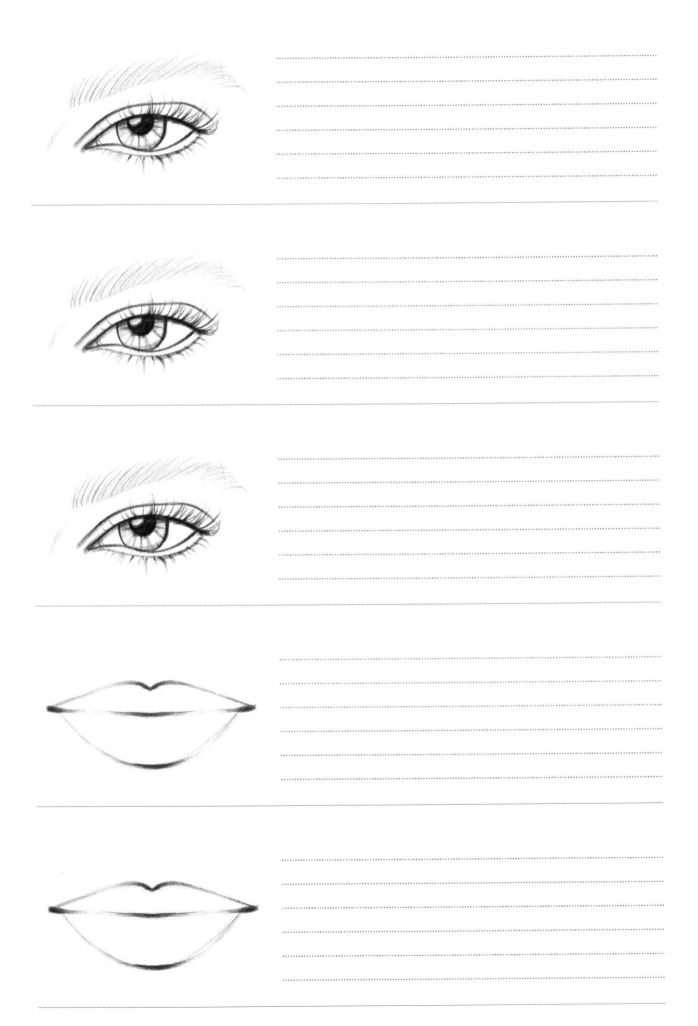

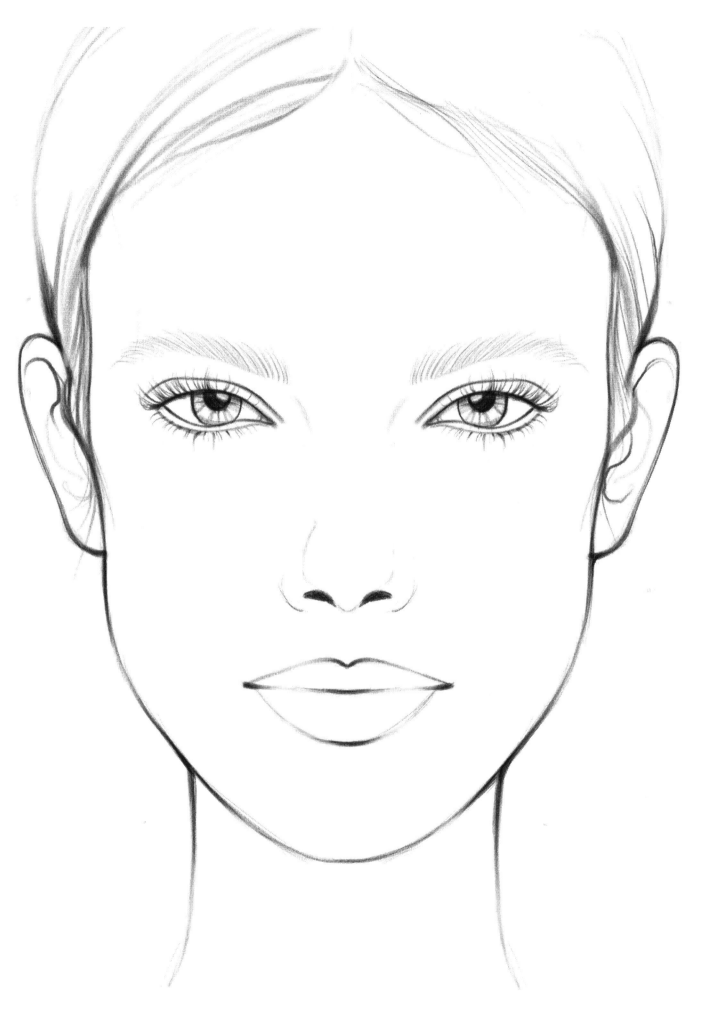

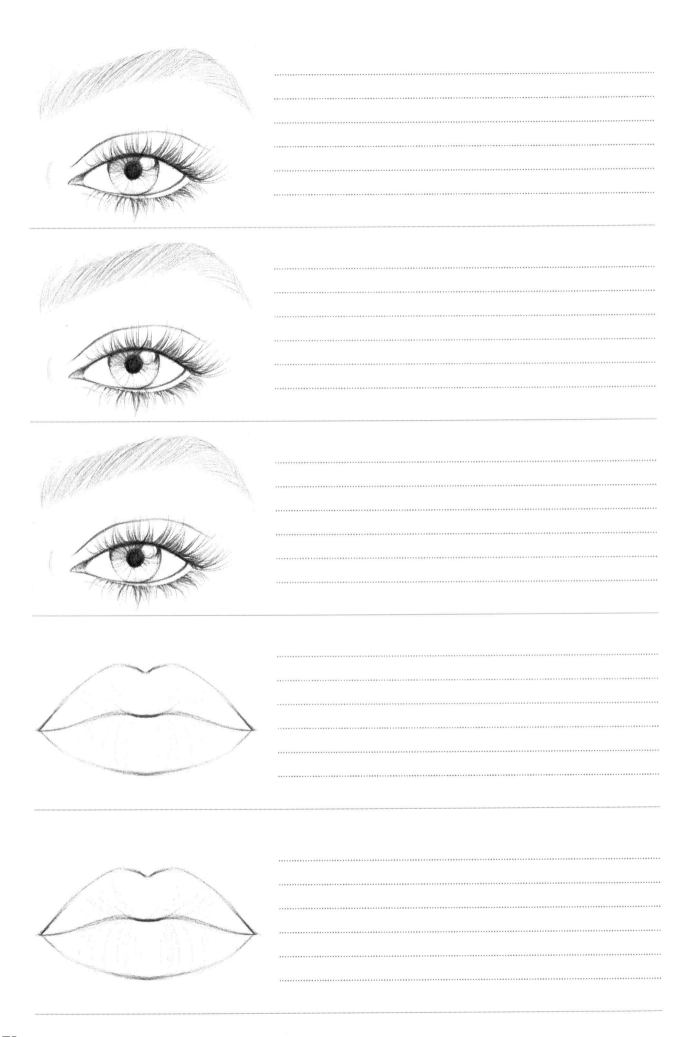

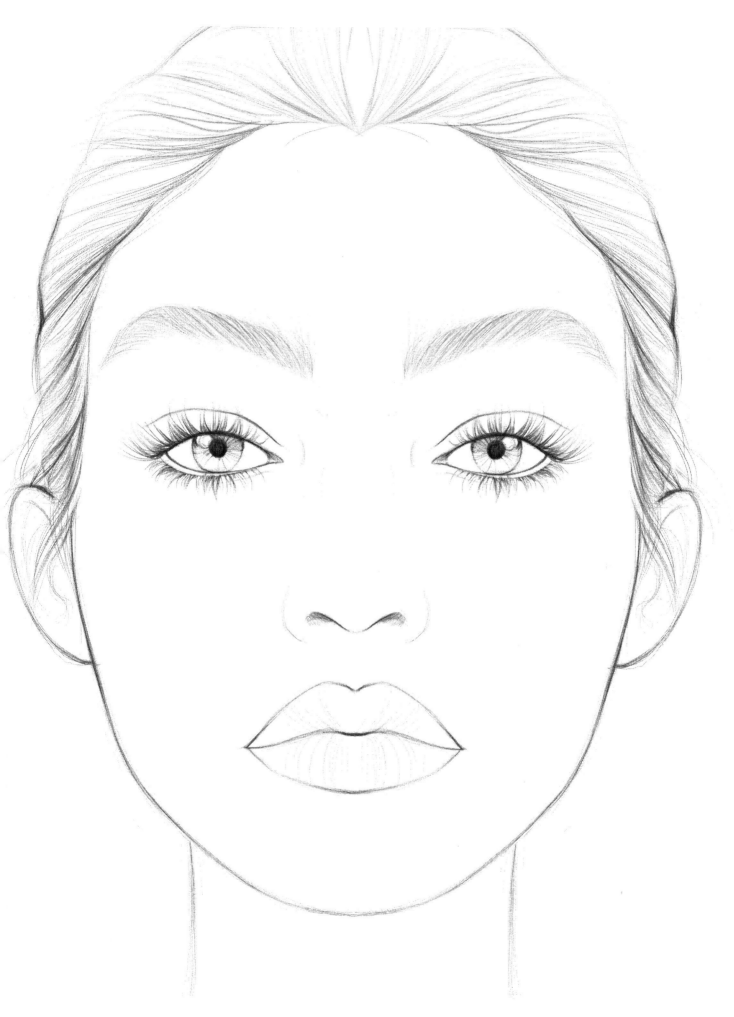

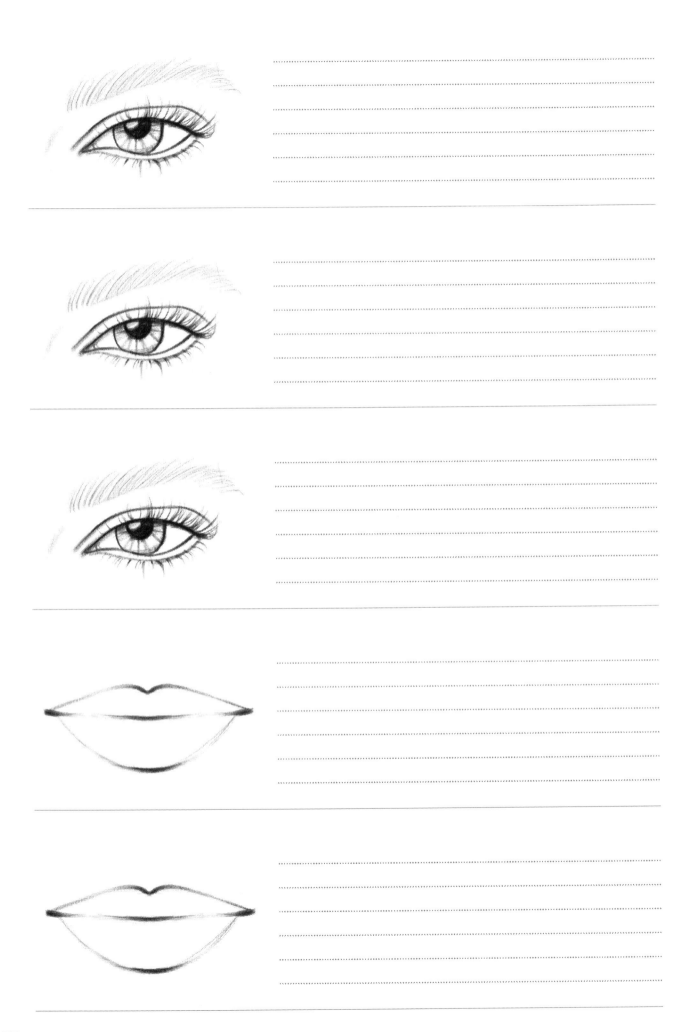

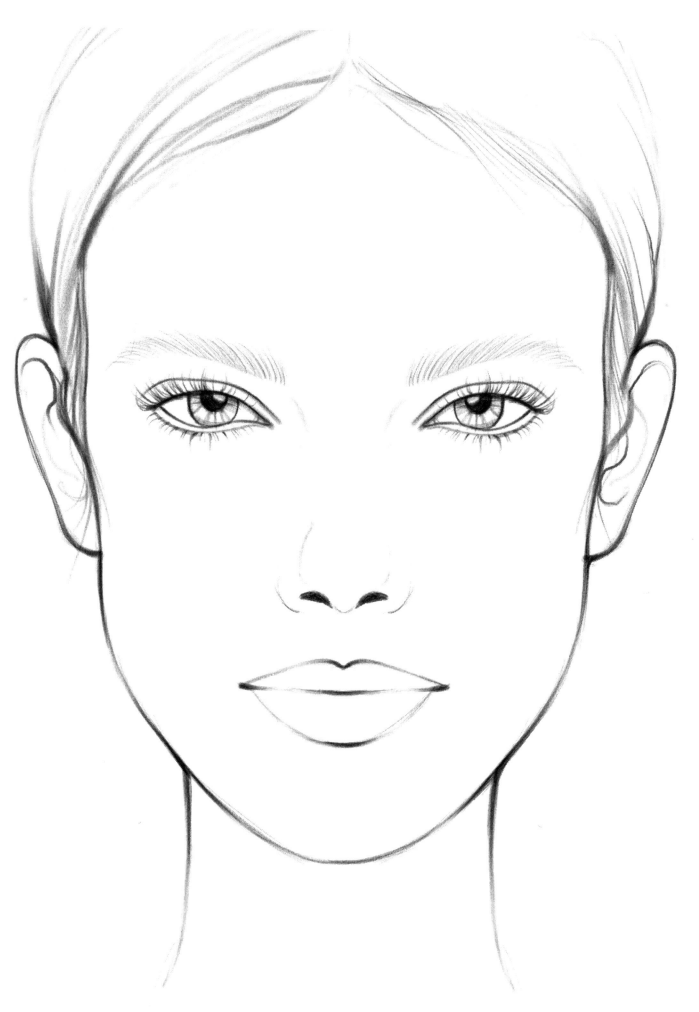

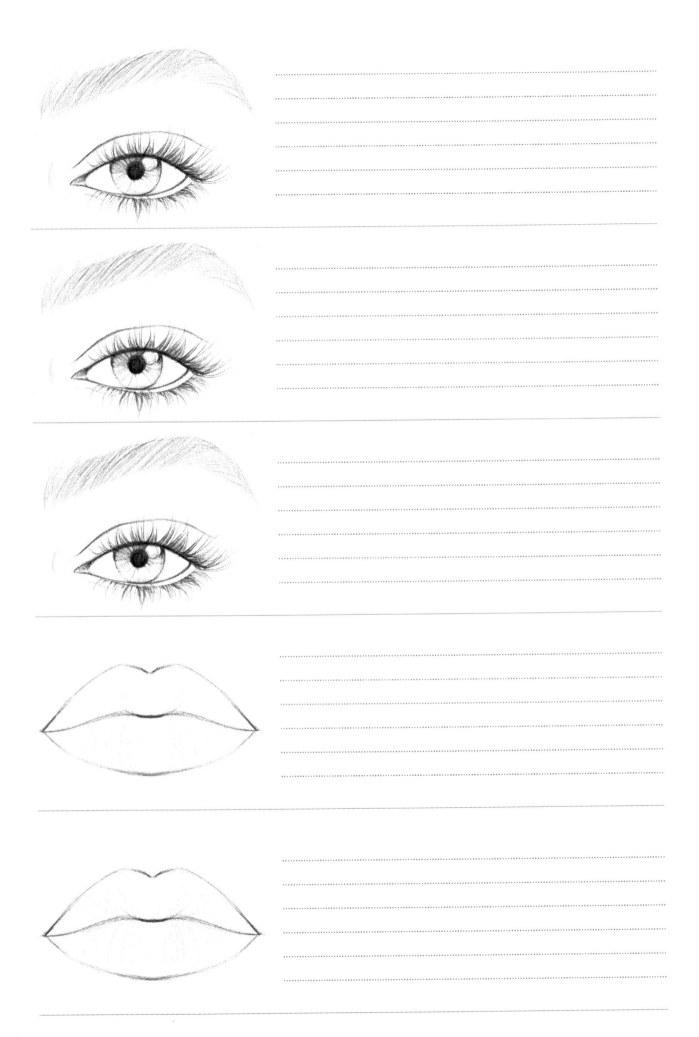

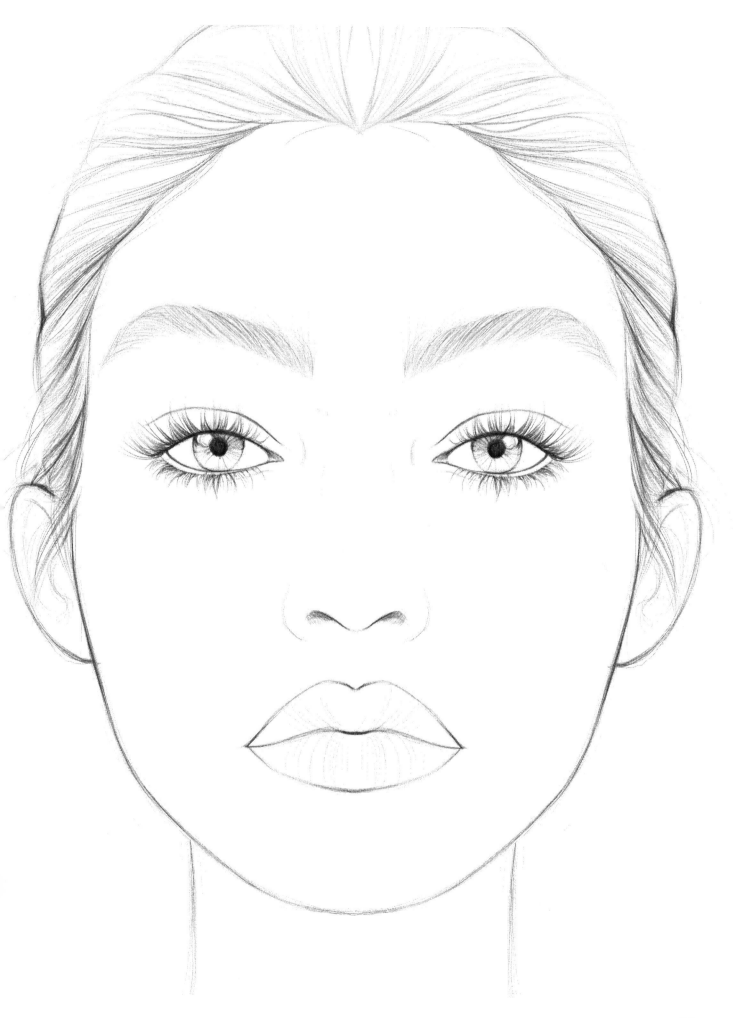

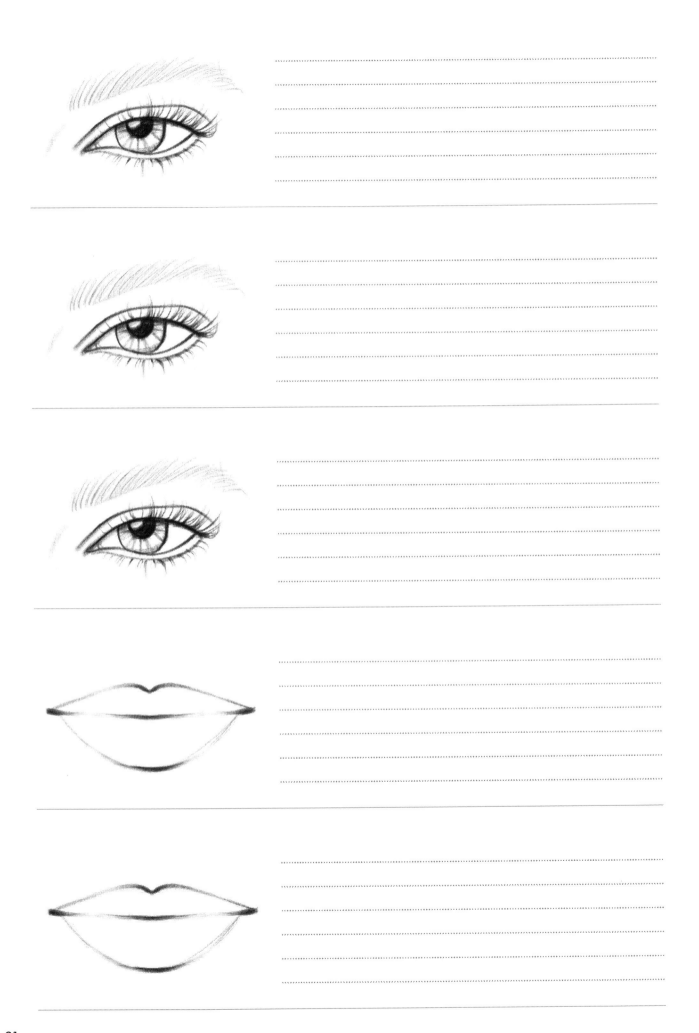

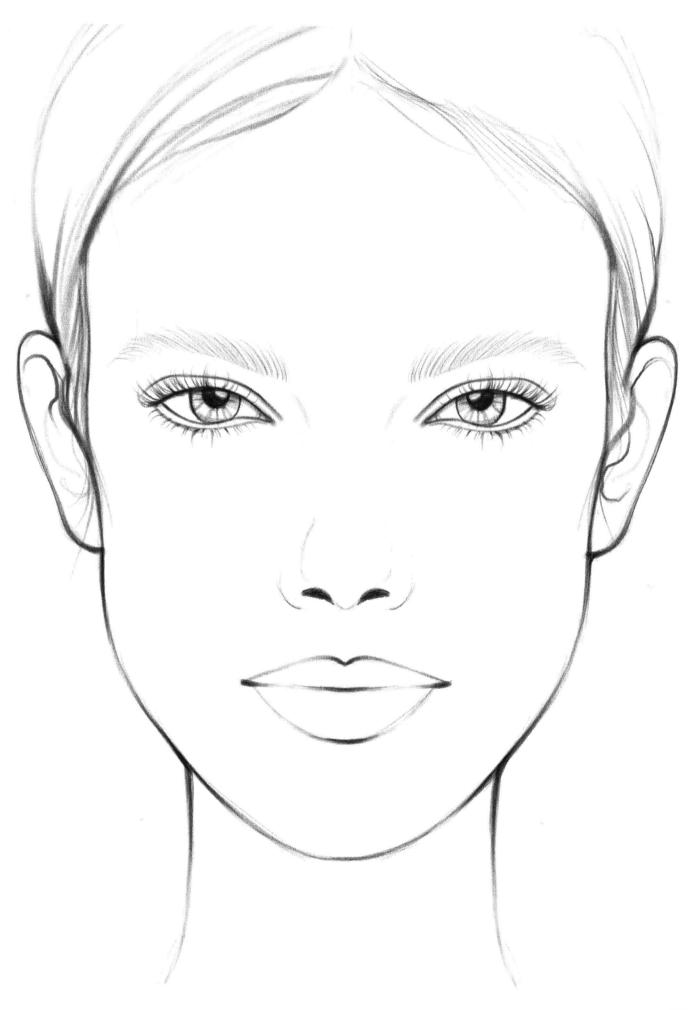

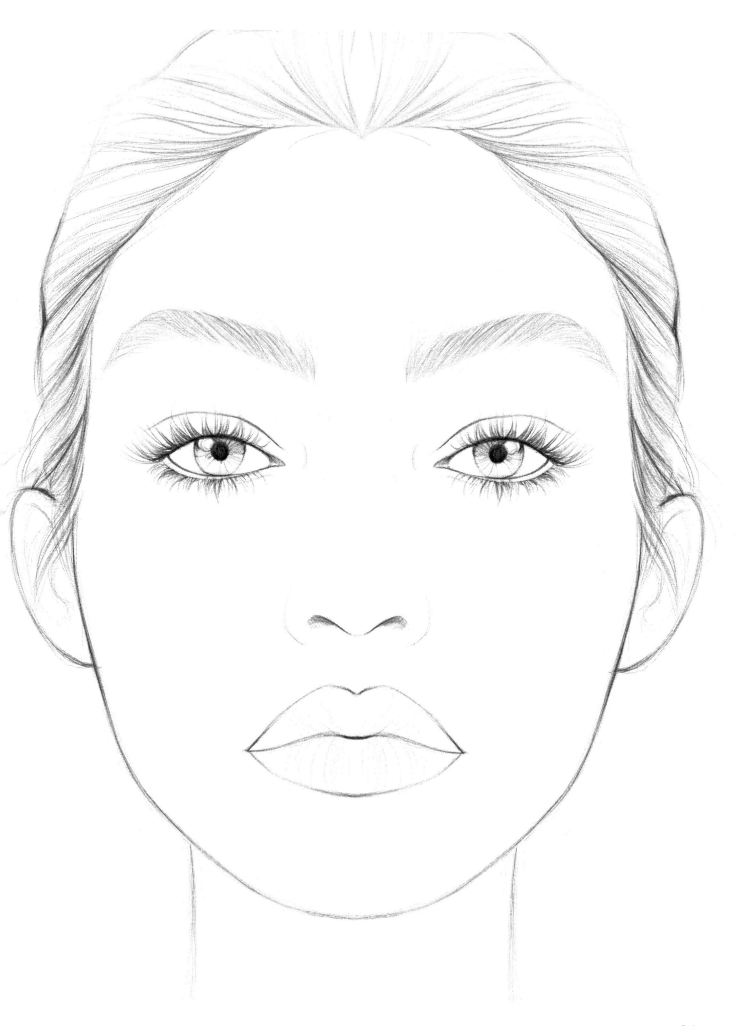

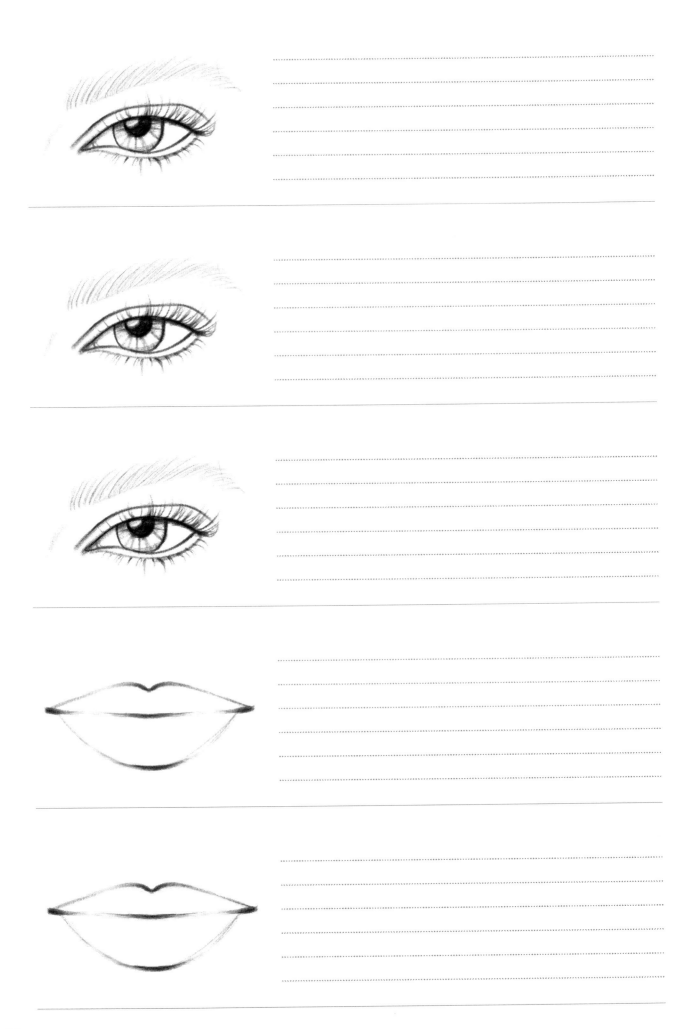

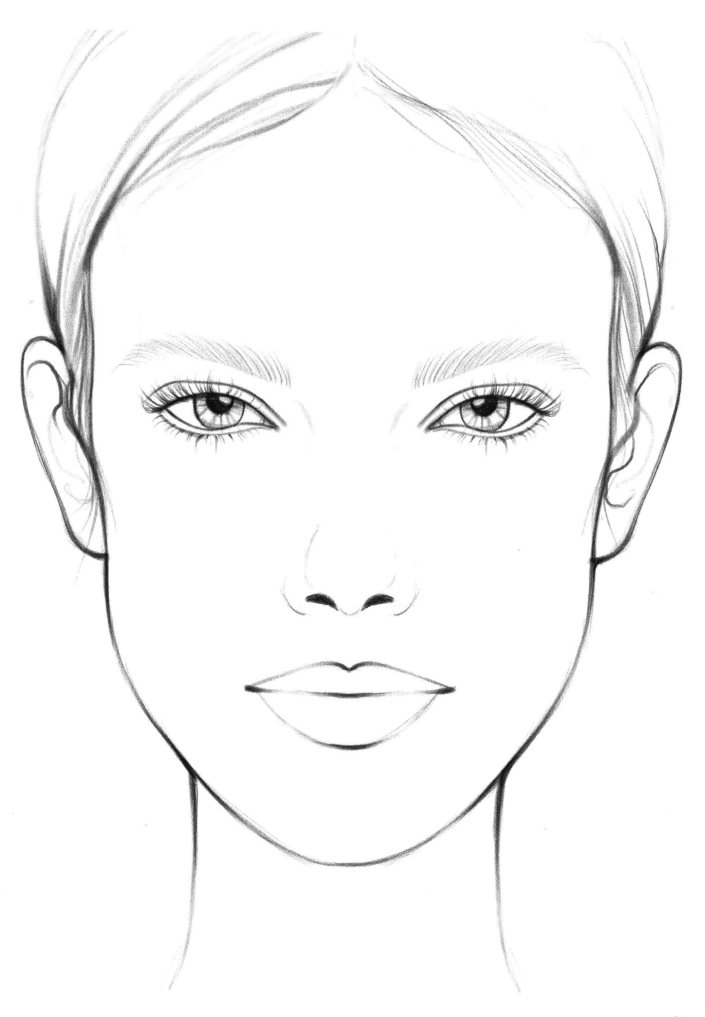

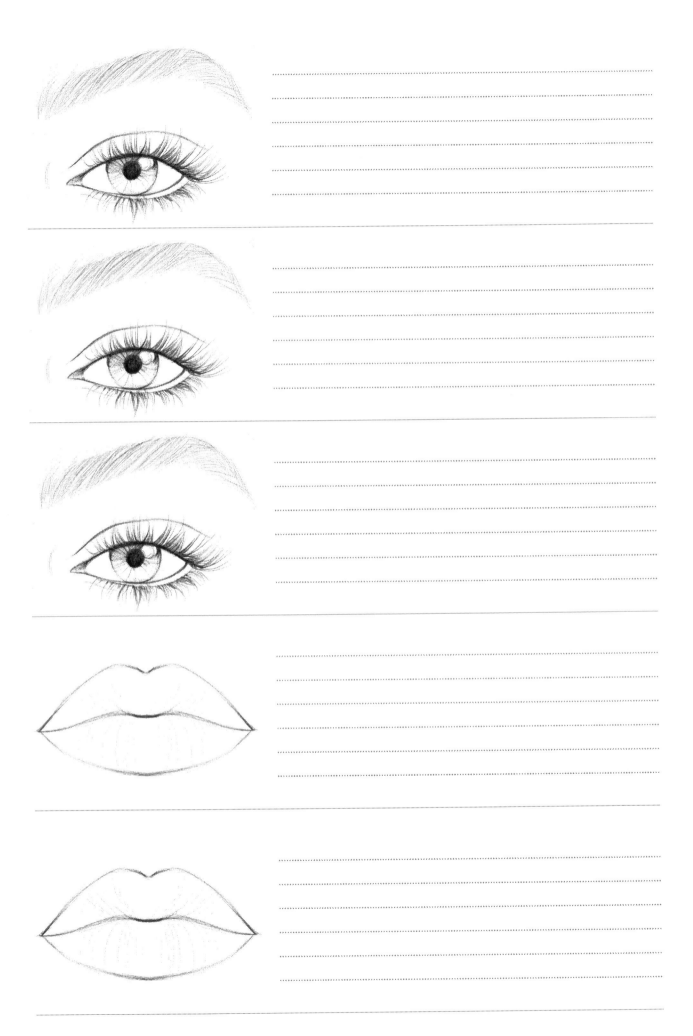

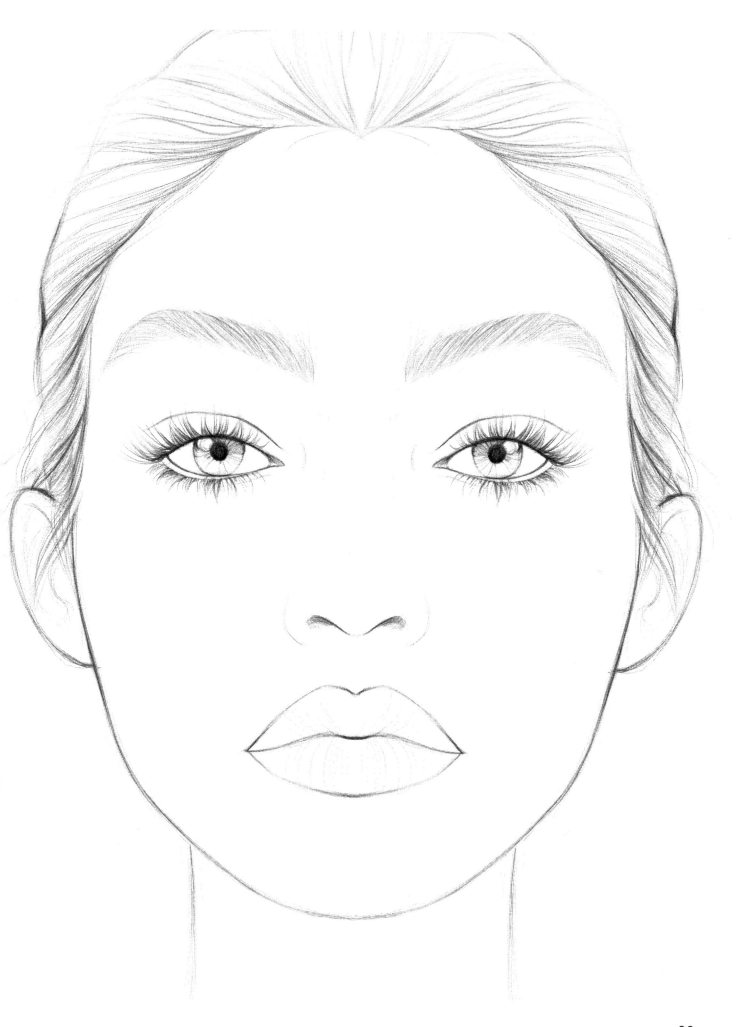

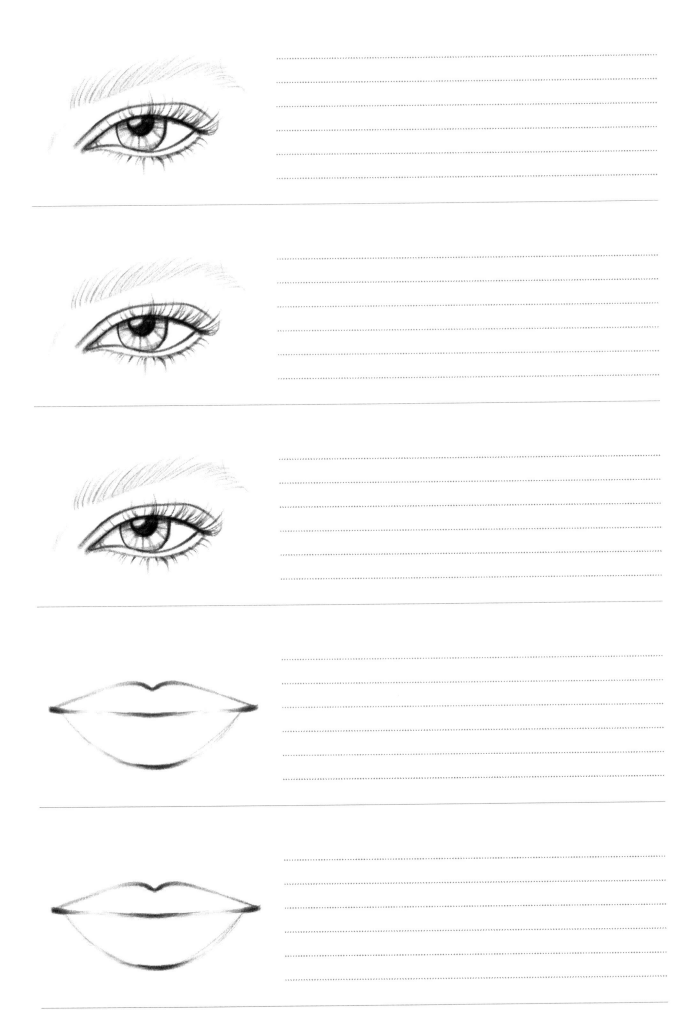

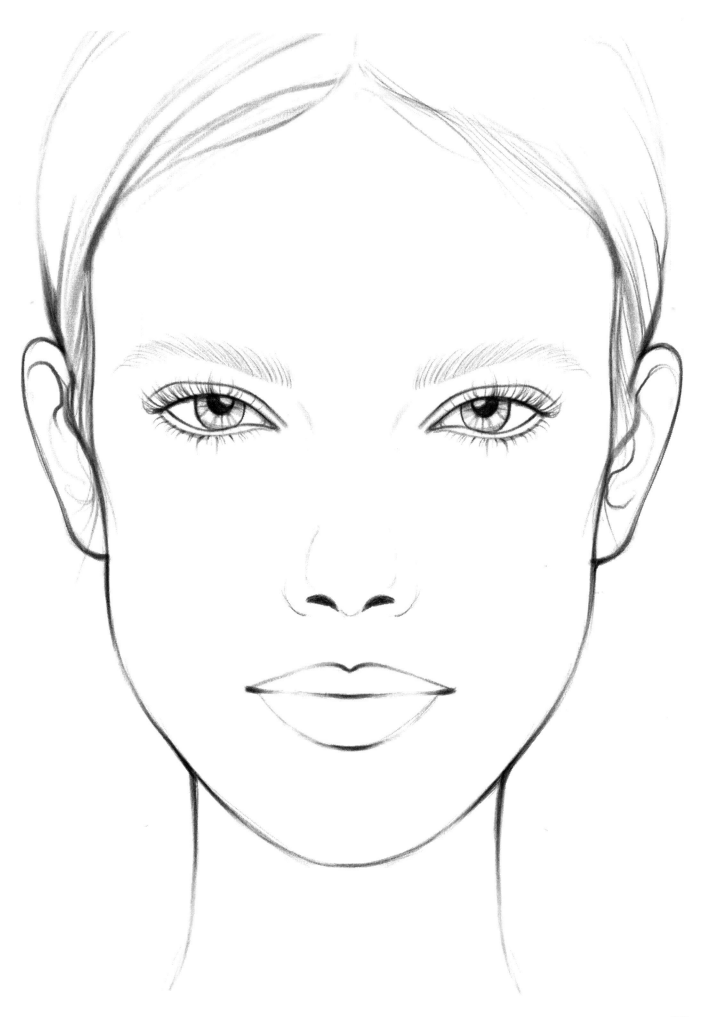

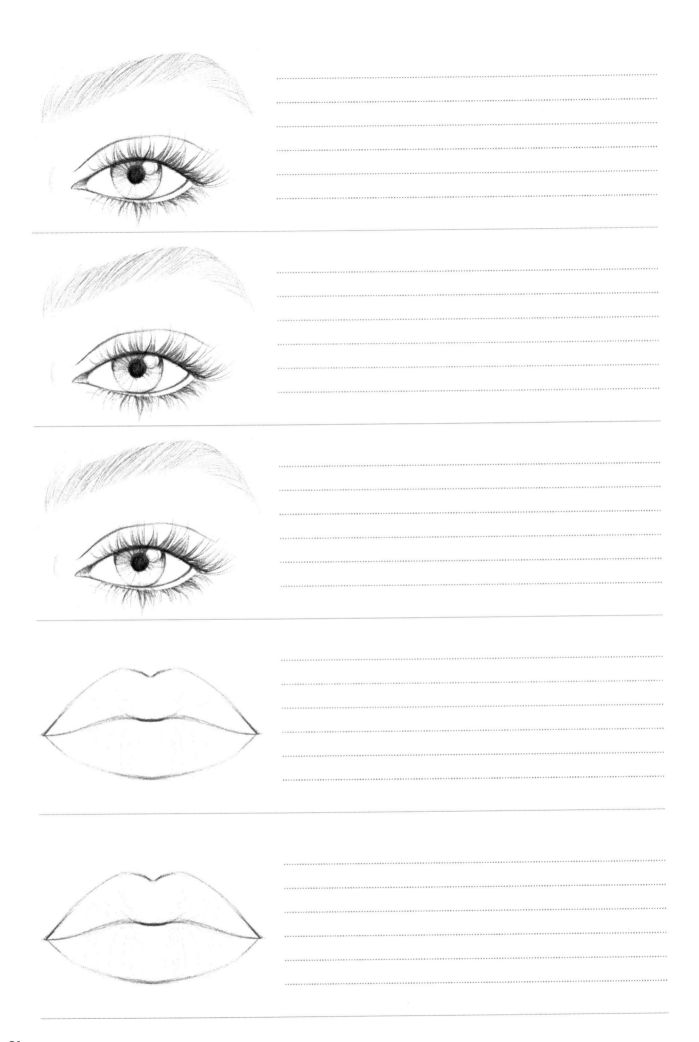

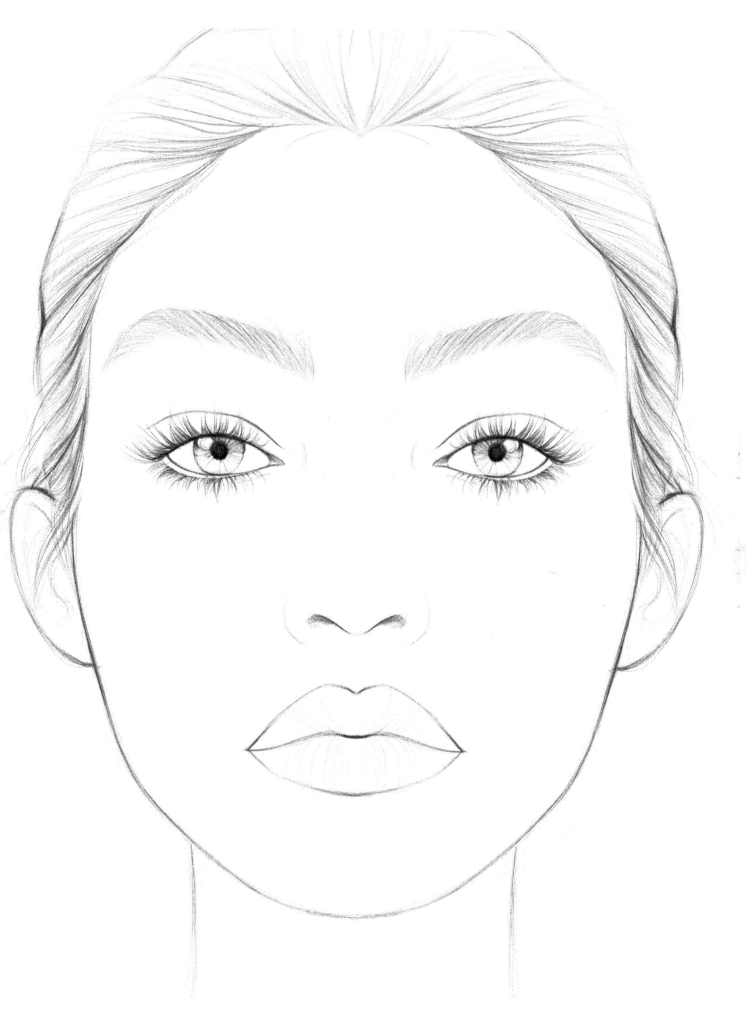

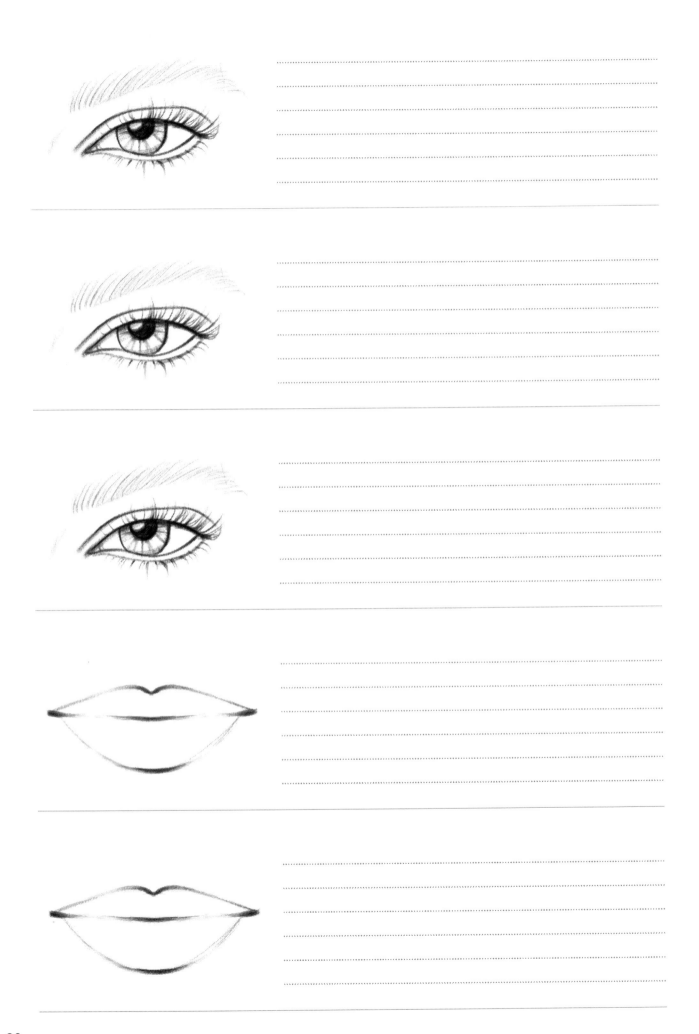

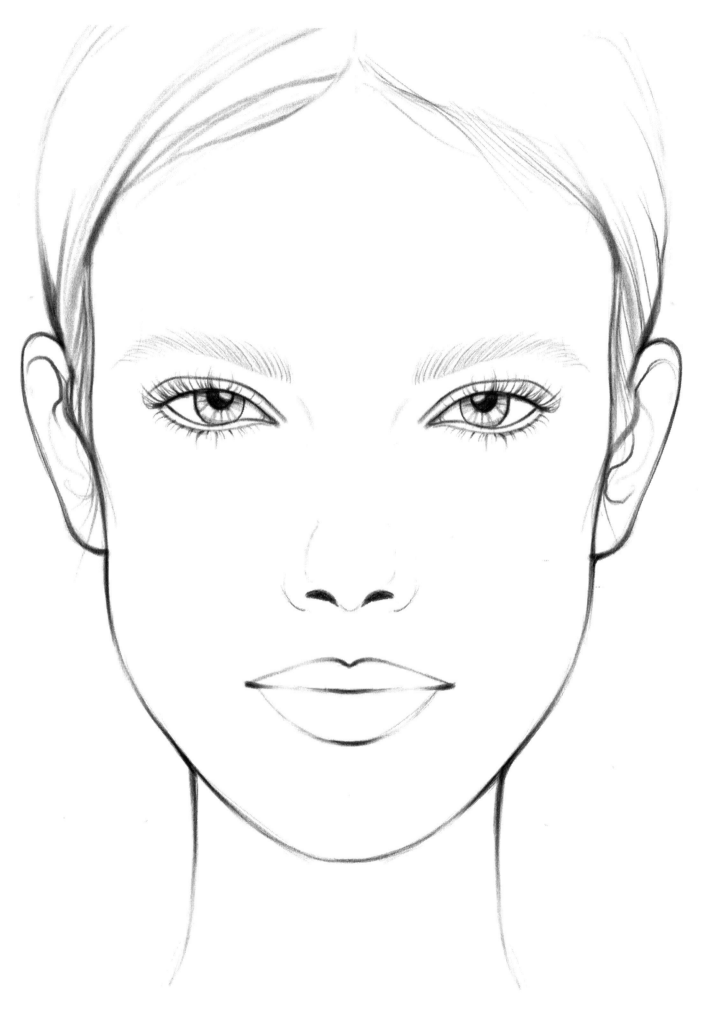

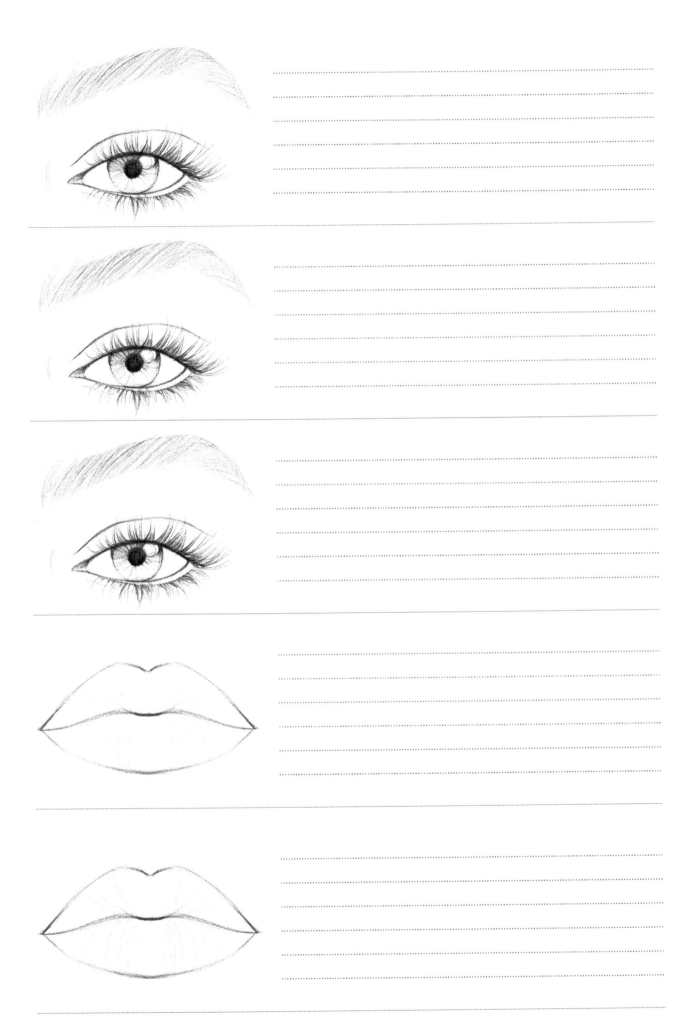

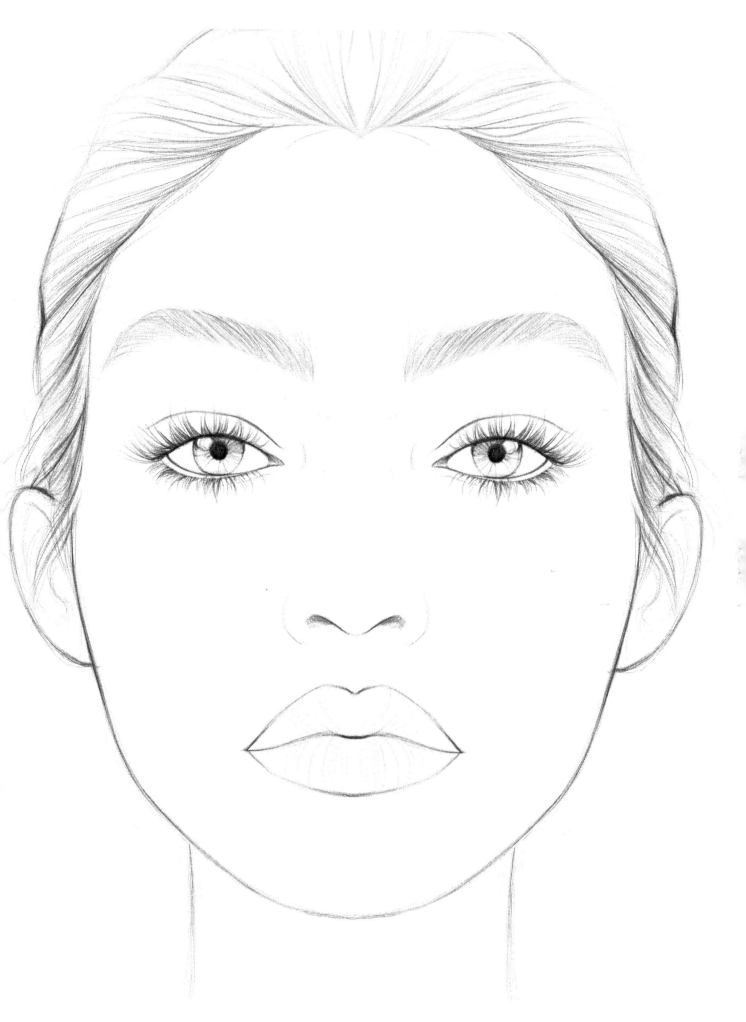

Printed in France by Amazon
Brétigny-sur-Orge, FR

16560014R00058